高等学校智能科学与技术/人工智能专业教材

脑与认知科学基础

刘洪波 冯士刚 编著

U0286054

清华大学出版社

北京

内容简介

本书系统介绍脑与认知及计算相关的基础。全书共分 12 章。第 1 章为认知与计算,重点介绍认知、元认知、脑结构与功能、脑与认知框架等;第 2 章为方法与技术,重点介绍心理学方法、电生理学方法、脑成像、数据处理等;第 3 章为神经与信息,重点介绍神经元、神经信息、神经通路和层级、微观与超微观等;第 4 章为视觉与计算,重点介绍视觉信息、对象识别、视觉理论、计算机视觉等;第 5 章为感知与运动,重点介绍感觉与知觉、感受器和编码、联觉和直觉、运动与控制等;第 6 章为注意与意识,重点介绍注意网络、注意的生理机制、注意的信息加工、意识与思维等;第 7 章为学习与记忆,重点介绍元学习、记忆模型、知识建构、贝叶斯大脑等;第 8 章为沟通与语言,重点介绍人类语言的独特性、失语症与语言中枢、语言处理模型、对偶学习等;第 9 章为情感与计算,重点介绍报偿与动机、人脑经济学、情感与选择、预测与期望等;第 10 章为发育与可塑,重点介绍脑功能发育、脑功能可塑性、脑改进方案、脑区到脑网络等;第 11 章为社会与创造,重点介绍社会认知、归因理论、模仿行为、社会网络与大数据等;第 12 章为人工与系统,重点介绍类脑计算与人工脑、脑机系统、自主无人系统、安全和伦理等。

本书适合作为高等院校智能科学与技术专业、人工智能专业本科生和研究生的教材,也可供人工智能相关领域的开发人员、广大科技工作者和研究人员参考。

图书在版编目(CIP)数据

脑与认知科学基础/刘洪波,冯士刚编著.—北京:清华大学出版社,2021.9(2025.2 重印)
高等学校智能科学与技术/人工智能专业教材
ISBN 978-7-302-58931-0

Ⅰ.①脑… Ⅱ.①刘… ②冯… Ⅲ.①脑科学 ②认知科学 Ⅳ.①R338.2 ②B842.1

中国版本图书馆 CIP 数据核字(2021)第 174676 号

责任编辑:张 玥 薛 阳
封面设计:常雪影
责任校对:郝美丽
责任印制:宋 林

出版发行:清华大学出版社
  网   址:https://www.tup.com.cn,https://www.wqxuetang.com
  地   址:北京清华大学学研大厦 A 座   邮 编:100084
  社 总 机:010-83470000   邮 购:010-62786544
  投稿与读者服务:010-62776969,c-service@tup.tsinghua.edu.cn
  质量反馈:010-62772015,zhiliang@tup.tsinghua.edu.cn
  课件下载:https://www.tup.com.cn,010-83470236
印 装 者:北京联兴盛业印刷股份有限公司
经   销:全国新华书店
开   本:185mm×260mm   印 张:14.75   字 数:335 千字
版   次:2021 年 11 月第 1 版   印 次:2025 年 2 月第 5 次印刷
定   价:68.00 元

产品编号:090221-01

高等学校智能科学与技术/人工智能专业教材

编审委员会

李轩涯　百度公司　　　　　　　　　　　　　　　　　　高校合作部总监
李智勇　湖南大学机器人学院　　　　　　　　　　　　　常务副院长/教授
梁吉业　山西大学　　　　　　　　　　　　　　　　　　副校长/教授
刘冀伟　北京科技大学智能科学与技术系　　　　　　　　副教授
刘振丙　桂林电子科技大学计算机与信息安全学院　　　　副院长/教授
孙海峰　华为技术有限公司　　　　　　　　　　　　　　高校生态合作高级经理
唐　琎　中南大学自动化学院智能科学与技术专业　　　　专业负责人/教授
汪　卫　复旦大学计算机科学技术学院　　　　　　　　　教授
王国胤　重庆邮电大学　　　　　　　　　　　　　　　　副校长/教授
王科俊　哈尔滨工程大学智能科学与工程学院　　　　　　教授
王　瑞　首都师范大学人工智能系　　　　　　　　　　　教授
王　挺　国防科技大学计算机学院　　　　　　　　　　　教授
王万良　浙江工业大学计算机科学与技术学院　　　　　　教授
王文庆　西安邮电大学自动化学院　　　　　　　　　　　院长/教授
王小捷　北京邮电大学智能科学与技术中心　　　　　　　主任/教授
王玉鐄　南昌大学信息工程学院　　　　　　　　　　　　院长/教授
文继荣　中国人民大学高瓴人工智能学院　　　　　　　　执行院长/教授
文俊浩　重庆大学大数据与软件学院　　　　　　　　　　党委书记/教授
辛景民　西安交通大学人工智能学院　　　　　　　　　　常务副院长/教授
杨金柱　东北大学计算机科学与工程学院　　　　　　　　常务副院长/教授
于　剑　北京交通大学人工智能研究院　　　　　　　　　院长/教授
余正涛　昆明理工大学信息工程与自动化学院　　　　　　院长/教授
俞祝良　华南理工大学自动化科学与工程学院　　　　　　副院长/教授
岳　昆　云南大学信息学院　　　　　　　　　　　　　　副院长/教授
张博锋　上海大学计算机工程与科学学院智能科学系　　　副院长/研究员
张　俊　大连海事大学信息科学技术学院　　　　　　　　副院长/教授
张　磊　河北工业大学人工智能与数据科学学院　　　　　教授
张盛兵　西北工业大学网络空间安全学院　　　　　　　　常务副院长/教授
张　伟　同济大学电信学院控制科学与工程系　　　　　　副系主任/副教授
张文生　中国科学院大学人工智能学院　　　　　　　　　首席教授
　　　　海南大学人工智能与大数据研究院　　　　　　　院长
张彦铎　武汉工程大学　　　　　　　　　　　　　　　　副校长/教授
张永刚　吉林大学计算机科学与技术学院　　　　　　　　副院长/教授
章　毅　四川大学计算机学院　　　　　　　　　　　　　学术院长/教授
庄　雷　郑州大学信息工程学院、计算机与人工智能学院　教授
秘书长:
朱　军　清华大学人工智能研究院基础研究中心　　　　　主任/教授
秘书处:
陶晓明　清华大学电子工程系　　　　　　　　　　　　　教授
张　玥　清华大学出版社　　　　　　　　　　　　　　　编辑

出 版 说 明

当今时代，以互联网、云计算、大数据、物联网、新一代器件、超级计算机等，特别是新一代人工智能为代表的信息技术飞速发展，正深刻地影响着我们的工作、学习与生活。

随着人工智能成为引领新一轮科技革命和产业变革的战略性技术，世界主要发达国家纷纷制定了人工智能国家发展计划。2017年7月，国务院正式发布《新一代人工智能发展规划》(以下简称《规划》)，将人工智能技术与产业的发展上升为国家重大发展战略。《规划》要求"牢牢把握人工智能发展的重大历史机遇，带动国家竞争力整体跃升和跨越式发展"，提出要"开展跨学科探索性研究"，并强调"完善人工智能领域学科布局，设立人工智能专业，推动人工智能领域一级学科建设"。

为贯彻落实《规划》，2018年4月，教育部印发了《高等学校人工智能创新行动计划》，强调了"优化高校人工智能领域科技创新体系，完善人工智能领域人才培养体系"的重点任务，提出高校要不断推动人工智能与实体经济（产业）深度融合，鼓励建立人工智能学院/研究院，开展高层次人才培养。早在2004年，北京大学就率先设立了智能科学与技术本科专业。为了加快人工智能高层次人才培养，教育部又于2018年增设了"人工智能"本科专业。2020年2月，教育部、国家发展改革委、财政部联合印发了《关于"双一流"建设高校促进学科融合，加快人工智能领域研究生培养的若干意见》的通知，提出依托"双一流"建设，深化人工智能内涵，构建基础理论人才与"人工智能+X"复合型人才并重的培养体系，探索深度融合的学科建设和人才培养新模式，着力提升人工智能领域研究生培养水平，为我国抢占世界科技前沿，实现引领性原创成果的重大突破提供更加充分的人才支撑。至今，全国共有超过400所高校获批智能科学与技术或人工智能本科专业，我国正在建立人工智能类本科和研究生层次人才培养体系。

教材建设是人才培养体系工作的重要基础环节。近年来，为了满足智能专业的人才培养和教学需要，国内一些学者或高校教师在总结科研和教学成果的基础上编写了一系列教材，其中有些教材已成为该专业必选的优秀教材，在一定程度上缓解了专业人才培养对教材的需求，如由南京大学周志华教授编写、我社出版的《机器学习》就是其中的佼佼者。同时，我们应该看到，目前市场上的教材还不能完全满足智能专业的教学需要，突出的问题主要表现在内容比较陈旧，不能反映理论前沿、技术热点和产业应用与趋势等；缺乏系统性，基础教材多、专业教材少，理论教材多、技术或实践教材少。

为了满足智能专业人才培养和教学需要，编写反映最新理论与技术且系统化、系列化的教材势在必行。早在2013年，北京邮电大学钟义信教授就受邀担任第一届"全国高等学校智能科学与技术/人工智能专业规划教材编委会"主任，组织和指导教材的编写工作。2019年，第二届编委会成立，清华大学陆建华院士受邀担任编委会主任，全国各省市开设智能科学与技术/人工智能专业的院系负责人担任编委会成员，在第一届编委会的工作基础上继续开展工作。

编委会认真研讨了国内外高等院校智能科学与技术/人工智能专业的教学体系和课程设置，制定了编委会工作简章、编写规则和注意事项，规划了核心课程和自选课程。经过编委会全体委员及专家的推荐和审定，本套丛书的作者应运而生，他们大多是在本专业领域有深厚造诣的骨干教师，同时从事一线教学工作，有丰富的教学经验和研究功底。

本套教材是我社针对智能科学与技术/人工智能专业策划的第一套规划教材，遵循以下编写原则：

（1）智能科学技术/人工智能既具有十分深刻的基础科学特性（智能科学），又具有极其广泛的应用技术特性（智能技术）。因此，本专业教材面向理科或工科，鼓励理工融通。

（2）处理好本学科与其他学科的共生关系。要考虑智能科学与技术/人工智能与计算机、自动控制、电子信息等相关学科的关系问题，考虑把"互联网＋"与智能科学联系起来，体现新理念和新内容。

（3）处理好国外和国内的关系。在教材的内容、案例、实验等方面，除了体现国外先进的研究成果，一定要体现我国科研人员在智能领域的创新和成果，优先出版具有自己特色的教材。

（4）处理好理论学习与技能培养的关系。对理科学生，注重对思维方式的培养；对工科学生，注重对实践能力的培养。各有侧重。鼓励各校根据本校的智能专业特色编写教材。

（5）根据新时代教学和学习的需要，在纸质教材的基础上融合多种形式的教学辅助材料。鼓励包括纸质教材、微课视频、案例库、试题库等教学资源的多形态、多媒质、多层次的立体化教材建设。

（6）鉴于智能专业的特点和学科建设需求，鼓励高校教师联合编写，促进优质教材共建共享。鼓励校企合作教材编写，加速产学研深度融合。

本套教材具有以下出版特色：

（1）体系结构完整，内容具有开放性和先进性，结构合理。

（2）除满足智能科学与技术/人工智能专业的教学要求外，还能够满足计算机、自动化等相关专业对智能领域课程的教材需求。

（3）既引进国外优秀教材，也鼓励我国作者编写原创教材，内容丰富，特点突出。

（4）既有理论类教材，也有实践类教材，注重理论与实践相结合。

（5）根据学科建设和教学需要，优先出版多媒体、融媒体的新形态教材。

（6）紧跟科学技术的新发展，及时更新版本。

为了保证出版质量，满足教学需要，我们坚持成熟一本，出版一本的出版原则。在每本书的编写过程中，除作者积累的大量素材，还力求将智能科学与技术/人工智能领域的最新成果和成熟经验反映到教材中，本专业专家学者也反复提出宝贵意见和建议，进行审核定稿，以提高本套丛书的含金量。热切期望广大教师和科研工作者加入我们的队伍，并欢迎广大读者对本系列教材提出宝贵意见，以便我们不断改进策划、组织、编写与出版工作，为我国智能科学与技术/人工智能专业人才的培养做出更多的贡献。

我们的联系方式是：

联系人：张玥

联系电话：010-83470175

电子邮件：jsjjc_zhangy@126.com。

清华大学出版社

2020 年夏

总　序

　　以智慧地球、智能驾驶、智慧城市为代表的人工智能技术与应用迎来了新的发展热潮，世界主要发达国家和我国都制定了人工智能国家发展计划，人工智能现已成为世界科技竞争新的制高点。另一方面，智能科技/人工智能的发展也面临新的挑战，首先是其理论基础有待进一步夯实，其次是其技术体系有待进一步完善。抓基础、抓教材、抓人才，稳妥推进智能科技的发展，已成为教育界、科技界的广泛共识。我国高校也积极行动、快速响应，陆续开设了智能科学与技术、人工智能、大数据等专业方向。截至 2020 年底，全国共有超过 400 所高校获批智能科学与技术或人工智能本科专业，面向人工智能的本、硕、博人才培养体系正在形成。

　　教材乃基础之基础。2013 年 10 月，"全国高等学校智能科学与技术/人工智能专业规划教材"第一届编委会成立。编委会在深入分析我国智能科学与技术专业的教学计划和课程设置的基础上，重点规划了《机器智能》等核心课程教材。南京大学、西安电子科技大学、西安交通大学等高校陆续出版了人工智能专业教育培养体系、本科专业知识体系与课程设置等专著，为相关高校开展全方位、立体化的智能科技人才培养起到了示范作用。

　　2019 年 10 月，第二届（本届）编委会成立。在第一届编委会教材规划工作的基础上，编委会通过对斯坦福大学、麻省理工学院、加州大学伯克利分校、卡内基-梅隆大学、牛津大学、剑桥大学、东京大学等国外高校和国内相关高校人工智能相关的课程和教材的跟踪调研，进一步丰富和完善了本套专业规划教材。同时，本届编委会继续推进专业知识结构和课程体系的研究及教材的出版工作，期望编写出更具创新性和专业性的系列教材。

　　智能科学技术正处在迅速发展和不断创新的阶段，其综合性和交叉性特征鲜明，因而其人才培养宜分层次、分类型，且要与时俱进。本套教材的规划既注重学科的交叉融合，又兼顾不同学校、不同类型人才培养的需要，既有强化理论基础的，也有强化应用实践的。编委会为此将系列教材分为基础理论、实验实践和创新应用三大类，并按照课程体系将其分为数学与物理基础课程、计算机与电子信息基础课程、专业基础课程、专业实验课程、专业选修课程和"智能＋"课程。该规划得到了相关专业的院校骨干教师的共识和积极响应，不少教师/学者也开始组织编写各具特色的专业课程教材。

　　编委会希望，本套教材的编写，在取材范围上要符合人才培养定位和课程要求，体现学科交叉融合；在内容上要强调体系性、开放性和前瞻性，并注重理论和实践的结合；在章节安排上要遵循知识体系逻辑及其认知规律；在叙述方式上要能激发读者兴趣,引导读者积极思考;在文字风格上要规范严谨,语言格调要力求亲和、清新、简练。

编委会相信,通过广大教师/学者的共同努力,编写好本套专业规划教材,可以更好地满足智能科学与技术/人工智能专业的教学需要,更高质量地培养智能科技专门人才。

饮水思源。在全国高校智能科学与技术/人工智能专业规划教材陆续出版之际,我们对为此做出贡献的有关单位、学术团体、老师/专家表示崇高的敬意和衷心的感谢。

感谢中国人工智能学会及其教育工作委员会对推动设立我国高校智能科学与技术本科专业所做的积极努力;感谢清华大学、北京大学、南京大学、西安电子科技大学、北京邮电大学、南开大学等高校,以及华为、百度、腾讯等企业为发展智能科学与技术/人工智能专业所做出的实实在在的贡献。

特别感谢清华大学出版社对本系列教材的编辑、出版、发行给予高度重视和大力支持。清华大学出版社主动与中国人工智能学会教育工作委员会开展合作,并组织和支持了该套专业规划教材的策划、编审委员会的组建和日常工作。

编委会真诚希望,本套规划教材的出版不仅对我国高校智能科学与技术/人工智能专业的学科建设和人才培养发挥积极的作用,还将对世界智能科学与技术的研究与教育做出积极的贡献。

另一方面,由于编委会对智能科学与技术的认识、认知的局限,本套系列教材难免存在错误和不足,恳切希望广大读者对本套教材存在的问题提出意见和建议,帮助我们不断改进,不断完善。

高等学校智能科学与技术/人工智能专业教材编委会主任

2021 年元月

序

当前，新一代人工智能正在全球范围蓬勃发展，推动世界进入智能时代，并给人们的生产、生活方式带来颠覆性变革。在我国人工智能强劲的发展浪潮中，人工智能人才需求激增。目前，已经有193所本科院校开设智能科学与技术专业，开设人工智能专业的院校更是在近三年新增到345所。培养合格人才需要由教师传授给学生各种必要的知识，其中教材建设无疑是最基本、最重要的，因而人才培养应该教材先行。

人工智能试图了解智能的机理与实质，而作为自然智能高级形态的人脑自然是值得学习和研究的重要内容，脑与认知科学已经成为智能科学与技术专业、人工智能专业的核心课程，当前使用的教材以心理学、认知科学、神经科学专业编写的《认知神经科学》为主。这类教材对人的生理结构、病理现象有比较详尽的讲解，在智能类专业中的课程安排通常是24学时的讲授课时加8学时的实验课时。对于理工类专业学生来说，存在学习吃力、内容学不完等问题，也不完全匹配智能类专业的需要，因为智能类专业学习这门课程的目标是衔接智能科学与技术、人工智能方向的先行课程和后续课程，注重神经信息处理、通路、架构、模型，为智能设计、计算模式与方法带来启示。智能科学与技术专业的开设已经超过15年、人工智能专业的开设已经有4年，作为核心课程的脑与认知科学需要合适的教材，其难度在于专业跨度大，学时相对少，写好不容易。

刘洪波教授获得计算机应用技术博士学位后，进入生物医学工程博士后流动站从事计算机与神经科学方向的交叉研究，之后到美国加州大学圣地亚哥神经计算研究所作访问研究；冯士刚博士在获得生物医学工程博士学位后进入物理学博士后科研流动站从事神经科学研究。这两位老师不仅都具有学科交叉的学习和研究背景，而且自2009年以来共同为智能类专业开设脑与认知科学课程，在教学一线讲授课程，指导实验，在十多年的研究积累和教学实践中对相关知识点有深入的思考。我很高兴看到他们沉淀出这本《脑与认知科学基础》，整本教材体系完整，提纲挈领，内容精练，基础与创新知识相结合，压缩了病理学和早期启蒙理论，更关注脑与神经系统感知周围世界的方法、编码和处理外界信息以及自身信息的原理和模式，体现了脑科学、认知科学、人工智能及计算机和信息科学等多学科领域交叉的特点，形成了面向智能类专业的脑与认知科学的知识体系。该书将理论与实践相结合，图文并茂，还配套有教学大纲、教学日历、教学课件、习题答案、微课视频，具有新颖性、全面性和实用性，很好地填补了智能类专业在脑与认知科学课程教材方面的空白。

北京航空航天大学

2021 年 7 月 29 日

　　人类进入智能时代，人工智能逐步得到人们的了解，并进入科研、生产和实际生活中，而人们对脑与认知及其相关的计算还比较陌生。事实上，新一代人工智能在本质上就是认知与计算的关系问题。宇宙产生了智能，我们取其道行之，得到人工智能，从宇宙产生智能的认知过程中取出智能框架和算法的过程，就是认知计算。宇宙产生的智能的最高形式是人脑。人类脑计划的逐步实施和专业兴趣，已经形成了脑与认知的"一体两翼"，即认识脑、保护脑、模拟脑、增强脑。

　　本书系统地介绍了脑与认知科学的基本概念、基本理论、科学研究方法，脑与神经系统如何感知周围的世界，来自外界和自身的信息是如何在脑和神经系统中被编码、处理的，促进学生对脑与认知的脑功能与结构以及系统构成、认知现象、神经机理、认知模型的理解，使其领悟脑科学、认知科学、人工智能及计算机和信息科学等多学科领域交叉的特点，形成较为全面、系统的知识框架。对已有成果展开分析与讨论，为智能设计、计算模式与方法及其实践带来新的启示，为学生进一步学习专业知识和智能场景中的应用打下良好的基础。本书既可以作为智能类专业各层次学生的教材，也可以作为人工智能从业者设计、应用、开发的参考用书。

　　全书共分为 12 章，章节安排以面向智能类专业的脑与认知科学知识体系为主线展开，内容讲解由浅入深，层次清晰，通俗易懂。第 1 章为认知与计算，重点介绍认知、元认知、脑结构与功能、脑与认知框架等；第 2 章为方法与技术，重点介绍心理学方法、电生理学方法、脑成像、数据处理等；第 3 章为神经与信息，重点介绍神经元、神经信息、神经通路和层级、微观与超微观等；第 4 章为视觉与计算，重点介绍视觉信息、对象识别、视觉理论、计算机视觉等；第 5 章为感知与运动，重点介绍感觉与知觉、感受器和编码、联觉和直觉、运动与控制等；第 6 章为注意与意识，重点介绍注意网络、注意的生理机制、注意的信息加工、意识与思维等；第 7 章为学习与记忆，重点介绍元学习、记忆模型、知识建构、贝叶斯大脑等；第 8 章为沟通与语言，重点介绍人类语言的独特性、失语症与语言中枢、语言处理模型、对偶学习等；第 9 章为情感与计算，重点介绍报偿与动机、人脑经济学、情感与选择、预测与期望等；第 10 章为发育与可塑，重点介绍脑功能发育、脑功能可塑性、脑改进方案、脑区到脑网络等；第 11 章为社会与创造，重点介绍社会认知、归因理论、模仿行为、社会网络与大数据等；第 12 章为人工与系统，重点介绍类脑计算与人工脑、脑机系统、自主无人系统、安全和伦理等。

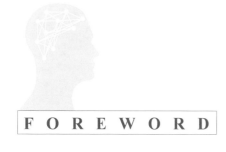

FOREWORD   前　言

本书具有以下特点：

（1）遵照教指委最新的智能科学与技术、人工智能专业及相关专业的培养目标和培养方案，合理安排脑与认知科学知识体系，注重神经信息处理、通路、架构、模型及其给智能设计、计算模式与方法及实践带来的新启示，并结合智能科学与技术、人工智能方向的先行课程和后续课程组织相关知识点与内容。

（2）注重理论和实践的结合，教材融入认知计算、智能系统的框架和方法，使学生在掌握理论知识的同时提高在认知计算和智能系统设计过程中分析问题和解决问题的实践动手能力，提高创新意识，在理论知识和实践技能方面得到全面发展。

（3）将脑与认知科学的知识点、回路、架构、系统、方法与当前人工智能的相关内容进行对照、比较，分析现有人工智能的优缺点以及新的趋势，知识内容层层推进，使学生易于接受和掌握相关知识内容。

（4）在各章习题中提供一定数量的课外实践题目，采用课内外结合的方式，启发学生将脑与认知科学知识与智能系统设计结合起来，提高学生的学习兴趣和实践能力，使其有机会切身体验脑与认知科学知识给学习、生活带来的新变化。

（5）本书配套微课视频，读者可扫描封底的刮刮卡注册，再扫描书中的二维码观看。配套的教学大纲、教学日历、教学课件、习题答案等资源，读者可登录清华大学出版社官方网站下载。

本书由刘洪波、冯士刚共同编写。在编写过程中，作者参阅了大量教学、科研成果，也吸取了国内外教材的精髓，在此表示由衷的感谢。在出版过程中，得到了清华大学出版社的大力支持，在此表示诚挚的感谢。

本书的部分工作受到国家自然科学基金（61772102）、辽宁省航运联合基金（2020-HYLH-17）项目资助。

由于作者水平有限，书中难免有不妥和疏漏之处，恳请各位专家、同仁和读者不吝赐教和批评指正。

刘洪波　冯士刚

2021 年 5 月

目　录

目　录

目　录

CONTENTS

目　录

CONTENTS

第 1 章　认知与计算

1.1　认　　知

认知是主体自身以及与外界交互中的能动和过程总称。人类拥有的高级认知包括感觉、知觉、学习、记忆、注意、思维、想象、语言和行为等，这些高级认知是在漫长的岁月中从众多的低级认知发展进化而来的。

脑与认知科学

认知从低级到高级分为四个层级，这些不同层级的认知直接导致认知行为的不同，有一阶认知、二阶认知、三阶认知、四阶认知四个不同的认知层级。每个层级又分为两个水平，沿着这八个水平等级，从原子化学反应行为的选择性自然行为开始，经过本能行为、群体行为、学习认知、关联认知、语言认知、知识决策，最后到达人类拥有的创新创造，形成如图 1.1 所示的认知金字塔。

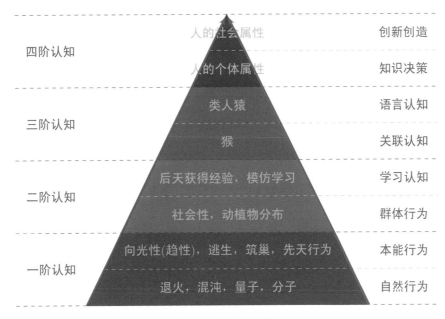

图 1.1　认知金字塔

万物有灵，认知存在普遍性和多样性。

1.2 元 认 知

元认知是对认知的认知。依据认知对象对认知过程进行主动的监测以及连续的调节和协调，称为元认知，它是高级认知的重要内容。

元认知和认知的区别主要表现在以下几个方面。

（1）认识和思考的对象不同。认知活动的对象是外在的、具体的，如记忆的对象是某个具体的事件或某篇文章，阅读的对象是某段具体的文字；而元认知的对象是内在的、抽象的，是主体自身正在进行的认知活动。

（2）活动的内容不同。认知活动的内容是对认知对象进行某种智力操作，例如，阅读某一篇文章，通过对字词辨识，对句子、段落的理解，最后整文把握。元认知活动的内容是对认知活动进行调节和监控，例如，阅读中的元认知活动有明确阅读目的，集中注意力在主要内容上，并对阅读进行调节，自我检查阅读效果，并随时修正策略等。

（3）作用方式不同。认知活动可以直接使认知主体取得认知活动的进展，例如，个体阅读一篇文章，就可以知道这篇文章的大意、中心思想。而元认知只能通过对认知活动的调控，间接地影响主体的认知活动，例如，通过自我检查确认主体的阅读是否达到预期目标。

（4）发展速度不同。从个体认知发展看，元认知落后于认知的发展。婴儿出生以后就有了一定的认知能力。幼儿到学前期才开始获得一些肤浅的元认知能力。在大学生中，元认知能力存在较大的个体差异，通过加强对元认知的学习和培养，能使其元认知能力获得发展和提高。

认知是元认知的基础，元认知通过对认知的调控，促进认知的发展。元认知和认知共同作用，促进认知主体完成认知任务、实现认知目标。

元认知主要包括元认知知识、元认知体验、元认知调控等成分。元认知知识是个体关于自己的认知能力、认知策略的知识，以及在何种情境下应该运用何种认知策略、如何发挥自己能力的知识。元认知体验是伴随并从属于智力活动的有意识的认知体验，是关于在某一认知活动中已取得的进展或将取得的进展的信息。元认知调控是指一个主动学习者在力图解决问题的过程中所使用的调控机制，包括计划、检查、监控、检验等。

元认知调控会使个体产生新的元认知体验，同时也会丰富、发展个体的元认知知识。这三个方面相对独立、密不可分，而且相互作用、循环往复，三者动态结合构成元认知。

1.3 认 知 计 算

认知计算

认知计算是以计算的方式理解认知，以及与认知、元认知相关的计算，其核心是智能框架和算法。从宇宙中产生的认知过程中取出可用的智能框架和算法得到人工智能，是认知计算的核心任务，得到的人工智能可以应用到包括回馈生物智能，人脑的理解、治疗、修复和创造在内的广泛场景中。

认知的可计算性一直是一个争论的问题，但随着深度学习、计算机视觉、脑机接口等领域的研究与发展，人们已经体验到至少一定范围内的认知是可以计算的。不仅如此，当前的认知计算成果又在不断扩大认知可计算的范围。

认知的计算理论认为，认知就是计算。在计算理论层面，作为信息处理的系统，都是离散符号操作在图灵意义下的计算，计算对于描述任何认知活动，都是必要的，在一定条件下又是充分的。

认知与计算有着不同的层次，由低到高有生物物理层次、网络回路层次、动力系统层次、信息处理层次、功能算法层次、智能涌现层次。

高级认知计算更加强调机器或类脑如何能够感知、学习、推理、理解世界，并与人类、环境进行交互。它会根据环境的变化做出动态反应，所以认知更加强调它的动态性、自适应性、鲁棒性、交互性。高级认知计算系统的组成，需要一个能够学习、推理的"大脑"，一个物物相连的基本设施，并参与环境感知与交互。

智能行为是认知计算系统功能的体现，智能的功能是其基础结构所决定的，因此人工智能系统的构建有三种技术路线：① 功能模拟路线认为，智能系统可以理解为某种符号运算系统，可以通过计算平台，设计智能算法，完成逻辑推理，其代表性工作是逻辑主义；② 结构模拟路线认为，智能主要产生于大脑皮层，它是由大量非线性神经元互连而成并行处理的神经网络，考虑分区、通路、模块化子系统、系统等方面的结构因素，其代表性工作是连接主义；③ 行为模拟路线利用感知—模式—动作关系最直接的方法仿造智能系统，识别输入模式，产生相应的动作，其代表性工作是行为主义。在完全揭示智能智慧机制的奥秘之前，这三种路线不断地在融合提升，形成机制模拟，其代表性工作是级联主义。

1.4　脑结构与功能

人脑是人类认知产生的重要生理基础。人脑接收外界输入的信息，经过脑的加工处理，转换成内在活动，进而支配人的行为，这个过程就是脑与认知过程。人的认知能力与人的认知过程密切相关，认知是人脑认识过程的一种产物。人们对客观事物的感知（感觉、知觉）、思维（想象、联想、思考）等都是认识活动。认知过程是主观客观化的过程，即主观反映客观，使客观表现在主观中。

脑结构与功能

人脑的认知能力存在个体差异，这种差异受到环境和遗传的共同作用，并且行为上的个体差异可以通过大脑结构或功能连接进行预测。

人体是一个复杂的机体，各器官、系统的功能相互联系、制约，直接或者间接处于神经系统的调节控制之下。特别是人体时常处于变化的环境中，这些环境变化影响着体内的各种功能。这就需要对体内各种功能不断做出迅速而完善的调节，使机体适应内外环境的变化，神经系统是体内起主导作用的调节系统。

神经系统分为中枢神经系统和周围神经系统两大部分。中枢神经系统又包括脑和脊髓，周围神经系统包括脑神经和脊神经。

人脑的构造主要包括前脑、脑干和小脑三部分，如图 1.2 所示。

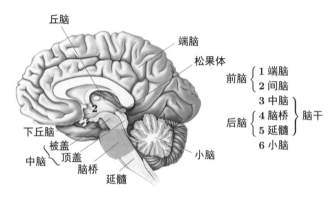

图 1.2　人脑的构造

前脑属于脑的最高层部分，是人脑中最复杂、最重要的神经中枢，是高级神经活动的物质基础。前脑又分为端脑（大脑皮质）和间脑。

脑干上承大脑半球，下连脊髓，呈不规则的柱状形，由中脑、脑桥、延髓组成。其中，脑桥和延髓也称后脑。脑干控制呼吸、睡眠和觉醒等意识，因此它的损伤大多致命，而大脑皮质损伤相对影响较小。

小脑位于前脑的后下方，在脑干的后面，是脑的第二大部分。大脑的神经元数量约为 860 亿，其中大脑皮质约为 163 亿，小脑约为 690 亿，两者比例约 1:4。小脑参与运动和感觉信息加工，但不直接控制运动，而是整合身体和运动信息并调整运动，从而维持姿态、行走以及协调运动，使其变得流畅而协调。

因此，人脑从方位上讲，可分为前脑、中脑、后脑、小脑。

大脑纵裂将端脑分为左右两个半球，通过大的联合纤维（胼胝体）使两半球发生联系。

1. 端脑（大脑皮质）

端脑表面所覆盖的灰质称为大脑皮质，从进化的角度也称为新皮质，由神经元、神经纤维及神经胶质构成。人类大脑皮质上有大量的皱起，称为回，回间的浅隙称为沟，深而宽的沟也称为裂。人脑皮质的体积约 300 cm³，总面积约 2 200 cm²。其中，1/3 露于表面，2/3 位于沟壁和沟底。皮质的平均厚度为 2.5 mm，中央前回最厚，约有 4.5 mm，在枕极的皮质最薄，约为 1.5 mm。大脑皮质分为"一沟五裂五叶"：中央沟；大脑纵裂、外侧裂、顶枕裂、距状裂、侧副裂；额叶、顶叶、颞叶、枕叶、岛叶，分别如图 1.3 和图 1.4 所示。

（1）额叶：位于大脑中央沟以前，被额上沟和额下沟相间成额上回、额中回和额下回，中央沟和中央前沟相间的部分为中央前回，中央前回前面的部分称为前额叶。中央

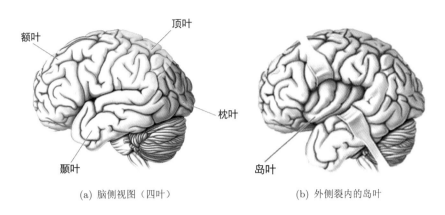

(a) 脑侧视图（四叶）   (b) 外侧裂内的岛叶

图 1.3 大脑五叶

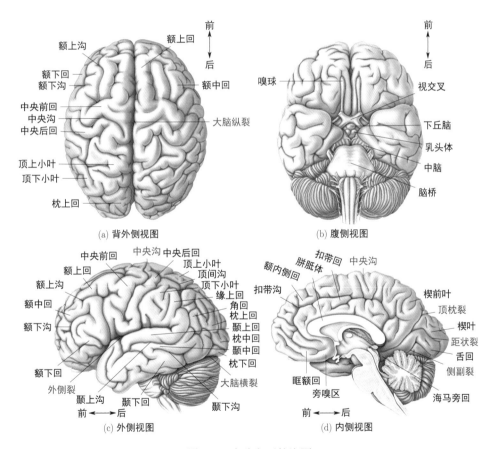

(a) 背外侧视图   (b) 腹侧视图

(c) 外侧视图   (d) 内侧视图

图 1.4 大脑主要的沟回

前回是人脑控制运动的中枢，前额叶是人类高级认知活动的生理基础，负责计划、调节和控制人的心理活动，对人高级的、目标导向的行为有重要作用。

（2）顶叶：位于中央沟之后，顶枕裂之前。在中央沟和中央后沟之间为中央后回，横行的顶间沟将顶叶余部分为顶上小叶和顶下小叶，顶下小叶又包括缘上回和角回。顶叶是人类重要的感觉中枢，响应疼痛、触摸、品尝、温度、压力等感觉，顶叶还与注意功能、空间分辨以及数学逻辑相关。

（3）颞叶：位于外侧裂下方，由颞上、中、下三条沟分为颞上回、颞中回、颞下回，隐在外侧裂内的称为颞横回。在颞叶的侧面和底面，在颞下沟与侧副裂之间为梭状回，侧副裂与海马裂之间为海马回，围绕海马裂前端的钩状部分称为海马钩回。颞叶负责处理听觉信息，也与记忆和情感有关。

（4）枕叶：位于顶枕裂和枕前切迹连线之后，在内侧面，距状裂和顶枕裂之间为楔叶，与侧副裂后部之间为舌回。枕叶负责处理视觉信息。

（5）岛叶：位于外侧裂的深部，其表面的斜行中央沟分为长回和短回。岛叶与情绪功能及自主功能有关。

2. 边缘系统

边缘系统是指端脑、间脑和中脑的一些区域和结构，在纤维联系和功能上密切联系相关的系统，发生上古老而又原始，形态上比较恒定，通过帕佩兹环路（Papez circuit，图 1.5）相互联系，并与其他脑结构有广泛联系，参与调解本能和情感行为，调节内脏活动和情绪活动，与个体生存和种族延续有关，与精神、记忆等高级神经活动有关。

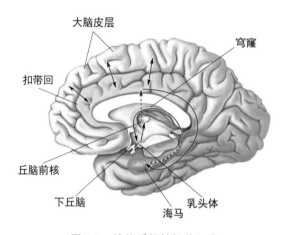

图 1.5　边缘系统帕佩兹环路

海马与学习、记忆、比对感知信息与经验预期等有关；乳头体与近期记忆关系密切，也对神经内分泌的调控有重要作用；穹窿连接海马和乳头体，是两者信息沟通的桥梁。扣带回分为前扣带回和后扣带回两部分，两者功能及形态结构均有不同，局部解剖及其纤维联系都比较复杂，前扣带回与许多复杂内脏和躯体活动及痛反应有关，后扣带回则是情绪回路的重要组成部分，并参与情感和自我评价等过程，尤其和抑郁症状密切相关；胼胝体是联络左右大脑半球的纤维构成的纤维束板，它把两大脑半球对应部位联系起来，使大脑在功能上成为一个整体，对于两半球间的协调活动有重要作用。

因为边缘系统的结构集聚性和功能整体性，通常从发生学与功能的角度，将大脑又分出一个"大脑五叶"之外的边缘叶，由大脑半球内侧面和底面与间脑连接处的各部结构组成，包括扣带回、海马旁回、海马沟、齿状回、穹隆和海马，还包括脑岛和额叶眶面结构。

3. 基底节

基底节也称基底神经节，是大脑皮层下一大块灰质的总称，如图 1.6 所示。它位于大脑白质深部，主要由尾状核、豆状核、屏状核、杏仁核组成。另外，红核、黑质及丘脑底核也参与基底节系统的组成。尾状核和豆状核合称为纹状体，豆状核又分为壳核和苍白球两部分。尾状核和壳核种系发生较晚，称为新纹状体。苍白球出现较早，称为旧纹状体。屏状核是位于岛叶皮质与豆状核之间的薄层灰质。杏仁核位于海马旁回的深面，与尾状核尾部相连，是基底节中发生最古老的部分，与屏状核一起称为古纹状体。各部分进化发生组成如图 1.7 所示。

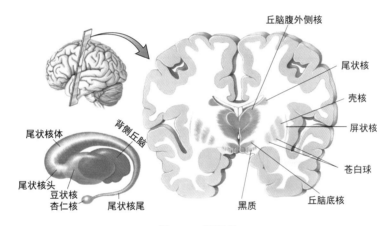

图 1.6 基底节

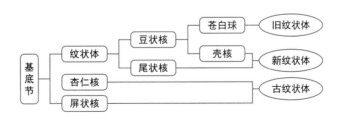

图 1.7 基底节进化发生组成

基底节是锥体外系统的中继站，各核之间有密切的纤维联系，其经丘脑将信息上传至大脑皮质，又经丘脑将冲动下传至苍白球，再通过红核、黑质、网状结构等影响脊髓下运动神经元。基底神经节与大脑皮质及小脑协同调节随意运动、肌张力和姿势反射，也参与复杂行为的调节。杏仁核与情绪控制、恐惧感、动机、非语言的情绪解读等有关。

4. 间脑

间脑位于两侧大脑半球之间，如图 1.8所示，是脑干与大脑半球连接的中继站。间脑前方以室间孔与视交叉上缘的连线为界，下方与中脑相连，两侧为内囊。左右间脑之间的矢状窄隙为第三脑室，其侧壁为左右间脑的内侧面。间脑包括背侧丘脑（又简称丘脑）、上丘脑、底丘脑、下丘脑、第三脑室。

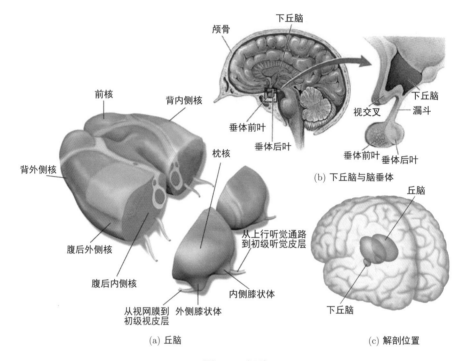

图 1.8 间脑

丘脑是间脑中最大的卵圆形灰质团块，对称分布于第三脑室两侧。丘脑包括外侧膝状体、内侧膝状体、腹后侧核团等，被称为"皮质的关口"，除了嗅觉输入以外，其余感觉通道的信息都需要经过丘脑中的相应区域后到达初级感觉皮质。例如，视觉：视网膜神经元 → 外侧膝状体 → 初级视皮质；听觉：内耳听觉神经元 → 内侧膝状体 → 初级听觉皮质；躯体感觉：躯体感觉神经元 → 腹后侧核团 → 初级躯体感觉皮质。丘脑是各种感觉（嗅觉除外）传导的皮质下中枢和中继站，对运动系统、感觉系统、边缘系统、上行网状系统和大脑皮质的活动发生着重要影响。

上丘脑位于背侧丘脑的后上方，包括缰三角、缰连合、丘脑髓纹、松果体和后连合。其中，松果体属于内分泌腺，种系发生起源于低等动物的顶眼，对光线敏感，与光照引起内分泌调节改变有关。

下丘脑是调节内脏活动和内分泌活动的皮质下中枢，下丘脑的某些细胞既是神经元又是内分泌细胞。下丘脑对体温、摄食、水盐平衡和内分泌活动进行调节，还参与情绪过程，并控制与其底部相连的垂体，接收边缘系统等其他脑区的输入信息以调节生理周期的节律，输出信息到前额叶皮质、垂体等脑区，还通过向血液中释放激素进行远距离的神经调控。

更详细的分区来自德国 Korbinian Brodmann（1868—1918）的分区系统，包括每个半球的 52 个区域。这个基于细胞结构和排列进行划分的分区系统，从 Brodmann 1 区到 52 区，如图 1.9所示。

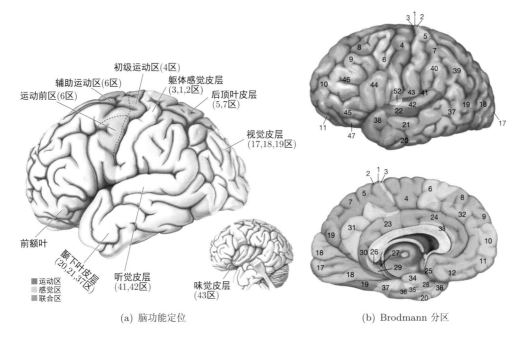

(a) 脑功能定位 (b) Brodmann 分区

图 1.9 脑功能定位与 Brodmann 分区

（1）初级运动区：位于中央前回（4 区），是支配对侧躯体随意运动的中枢。它主要接受来自对侧骨骼肌、肌腱和关节的本体感觉冲动，以感受身体的位置、姿势和运动感觉，并发出纤维，即锥体束控制对侧骨骼肌的随意运动。

（2）辅助运动区和运动前区：位于中央前回之前（6 区），为锥体外系皮质区。它发出纤维至丘脑、基底神经节、红核、黑质等。与联合运动和姿势动作协调有关，也具有自主神经皮质中枢的部分功能。

（3）躯体感觉区：位于中央后回（1、2、3 区），接受身体对侧的痛、温、触和本体感觉冲动，并形成相应的感觉。顶上小叶（5、7 区）为精细触觉和实体觉的皮质区。

（4）额叶联合区：为额叶前部的 9、10、11 区，与工作记忆、智力和精神活动有密切关系。

（5）视觉区：包括初级视皮层以及纹外皮层。初级视觉区位于枕叶的距状裂上、下唇与楔叶、舌回的相邻区，即 17 区；纹外皮层包括 18 区和 19 区，在每一侧的上述区域皮质都接受并处理来自两眼对侧视野的视觉信息，并形成视觉。

（6）听觉区：位于颞横回中部（41、42 区），又称贺希尔（Heschl）回。每侧皮质均按来自双耳的听觉冲动产生听觉。

（7）嗅觉区：位于嗅区、钩回和海马回的前部（25、28、34 和 35 区的大部分）。每侧皮质均接受双侧嗅神经传入的冲动。

（8）味觉区：位于顶叶躯体感觉区的腹侧，邻接舌、咽感觉区，即 43 区以及脑岛旁皮质。

（9）内脏皮质区：该区定位不太集中，主要分布在扣带回前部、颞叶前部、眶回后部、岛叶、海马及海马钩回等区域。

（10）语言运用中枢：分布在多个脑区，包括：① 运动语言区，位于额下回后部（44、45 区，又称布罗卡区或 Broca 区）；② 听觉语言区，位于颞上回 42、22 区皮质，具有能够听到声音并将声音理解成语言的一系列过程的功能，又称为维尼克区或 Wernicke 区；③ 视觉语言区，位于顶下小叶的角回，即 39 区，具有理解看到的符号和文字意义的功能；④ 语言运用中枢，位于顶下小叶的缘上回，即 40 区，主管精细的协调功能；⑤ 书写中枢，位于额中回后部 6、8 区，即中央前回的前方。

人脑功能通常有单侧特异化现象，存在优势半脑。右利手左半脑主要具有语言、分析、计算、抽象、逻辑、对时间感觉等思维功能；右半脑具有表象、综合、直观、音乐、对空间知觉和理解等思维功能。在思考方式上，左半球是垂直的、连续的、因果式的；右半球是并行的、发散的、整体式的。

大脑左右半球的分工并不分明，功能的单侧化只具有相对意义，左右半球既有相对的分工，又有密切的协作，重要功能需要左右半球密切协作才能完成。对于大多数任务，左、右侧大脑半球都能完成相应的信息处理，并通过胼胝体进一步整合。

人脑组织的两个基本原则是功能整合和功能分化，需要考虑局部属性和连接属性两个方面。对人脑的分析和理解更需要遵循系统性原理，从系统的角度去思考。

大脑组织存在个体差异，获得大脑组织的一般的特征和了解个体差异是相辅相成的，人脑的可塑性也给人脑分区带来挑战。

无论如何分区，大脑作为整体大于各部分之和。

1.5　三 位 一 体

人脑的三位一体学说，即大脑有如图 1.10 所示的三个部分：古脑，也称为爬行脑；旧脑，也称为哺乳脑；新脑，也就是大脑的新皮质，这三个脑一个覆盖着另一个，在进化的阶梯上逐步形成。这三个脑，通过神经纤维两两相连，但各自作为独立的系统分别运行，各司其职。

古脑，也称为古皮质或基础脑，对应爬行动物脑，是最先出现的脑成分，由脑干（延髓、脑桥、中脑）和小脑，以及最古老的基底核（苍白球）与嗅球组成。对于爬行动物，脑干和小脑对物种行为起着控制作用。在爬行动物脑操控下，人与蛇、蜥蜴有着相同的行为模式：呆板、偏执、冲动、一成不变、多疑妄想，如同"在记忆里烙下了祖先们在蛮荒时代的生存印记"。这个大脑控制着身体的肌肉、平衡与自动机能，诸如呼吸与心跳。大脑的这个部分一直保持活跃状态，即使在深度睡眠中也不会休息。

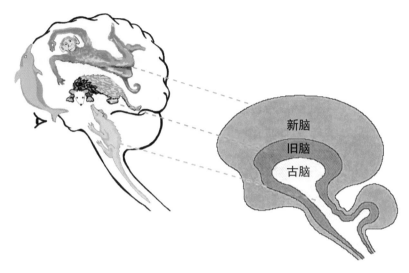

图 1.10　人脑的三位一体

旧脑，也称为旧大脑皮层或中间脑，对应古哺乳动物脑，与大部分尤其是进化早期的哺乳动物脑相对应，位于边缘系统的古哺乳动物脑，与情感、直觉、哺育、搏斗、逃避，以及性行为紧密相关。这个层面上，情感系统一向是爱恨分明的，一件事物要么"宜人"要么"不宜"，时常不接受中间状态。在恶劣的环境中，正是依赖这种简单的"趋利避害"原则，生存才得以保证。

当这部分大脑受到弱电流的刺激，多种情绪（恐惧、欢乐、愤怒、愉悦、痛苦等）便会滋生。虽然各类情绪在特定位置存留的时间很短暂，但整个边缘系统却孕育着情绪、注意力以及情感（情绪主导）记忆。它不仅帮助人类判断事物的基本价值（持肯定还是否定态度）和特别之处（吸引注意力），还有助于人类感知不确定性因素，进行创造性活动。

新脑，也称为新皮质或理性脑，对应灵长类哺乳动物脑。正是脑皮质中所具有的高阶认知功能，令人类从动物群体中脱颖而出。人类大脑中，新皮质占据了整个脑容量的三分之二，而其他动物种类虽然也有新皮质，但是相对较小，少有甚至没有褶皱。老鼠失去了脑皮质，几乎仍然可以正常活动。

1.6　脑与认知框架

人通过感觉、经历和思考来获取知识，进行理解，甚至创新创造思维。虽然在一些场景下也包含初级认知，但主要是高级认知，其中有知识形成、注意、记忆、推理、问题求解、决策、创新创造以及语言生成等。更为全面的脑与认知框架如图 1.11 所示。

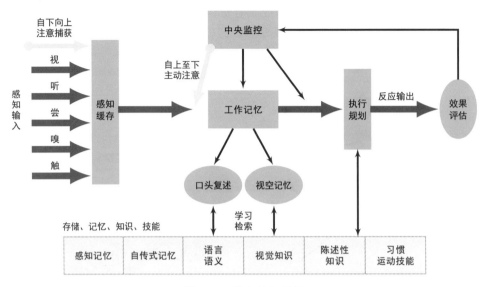

图 1.11 脑与认知框架

1.7 人类脑计划

人类脑计划

人类脑计划包括神经科学和信息科学等相互结合研究脑与认知,如图 1.12所示,其目标是利用先进技术和工具,从量子、分子、亚细胞、细胞、分区、组织、通路、系统、全脑和行为等不同层次上,分析、处理、整合、建模、仿真与虚拟脑与认知,以及脑机结合增强脑。

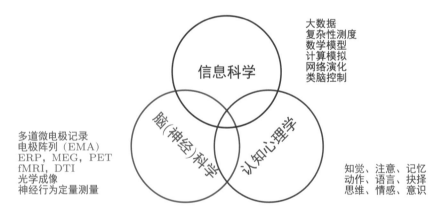

图 1.12 脑与认知相关的前沿交叉科学

如图 1.13所示,以阐释脑与认知的神经基础(认识脑)为主体("一体"),同时展现"两翼":"一翼"是加强预防、诊断和治疗脑重大疾病的研究,并有意识地利用脑研究成果推动教育和学习中发挥大脑潜能(保护脑);另"一翼"是在大数据和人工智能快速发展的背景下,受大脑运作原理及机制的启示,通过计算和系统模拟推进人工智能

（模拟脑）。通过脑机融合技术增强脑，即"一体两翼"中实现"认识脑、保护脑、模拟脑、增强脑"。

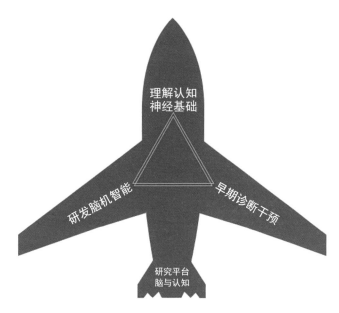

图 1.13　一体两翼

习　　题

1. 理解认知和元认知的基本概念。
2. 如何理解脑与认知？
3. 简述脑与认知科学与技术的意义。
4. 大脑的每个半球以几条主要沟为界分为哪几个叶？各部分具有怎样的功能？
5. 简单绘制脑与认知框架。
6. 脑与认知科学中已确认的大脑功能中枢有哪些？请用 Brodmann 分区描述。
7. 查阅资料简述当前世界各国的脑科学研究计划。

第 2 章　方法与技术

2.1　心理学方法

以反应时和作业成绩为指标的心理学方法在早期受到重视，因其强调将实验条件与实验结果即输入与输出加以对照，以推论某一心理现象的内部机制，因此它注重心理学实验设计。

行为分子水平
研究技术

2.1.1　反应时法

反应时法是最有效的和最典型的心理学实验方法，主要包括减法反应时法和加因素法。

减法反应时法是指当两个信息加工系列具有包含和被包含关系时，即其中一个信息加工系列除含有另一个信息加工系列的所有过程以外，还存在一个独特的信息加工阶段或过程，这两个信息加工系列需要的时间差就是这个独特的信息加工阶段和过程所需要的时间。

加因素法依据加法原则，完成一个作业所需要的时间是一系列信息加工阶段分别需要的时间的总和。如果发现影响完成作业所需要时间的一些因素，那么可以单独地或成对地应用这些因素进行实验，可以观察到完成作业时间的变化。

对于反应时实验，时常用到冲突效应。该效应是指文字的含义与文字的特征存在不一致，即不同维度或特征所获取的信息相冲突，从而对受试者造成干扰。

2.1.2　眼动分析法

眼动即眼球运动，有三种基本方式：注视、眼跳和追随运动。这三种眼动方式经常交错在一起，目的均在于选择信息、将要注意的刺激物成像于中央窝区域，以形成清晰的像。眼动可以反映视觉信息的选择模式，对于揭示信息加工的内部机制具有重要意义。

眼动实验依赖于眼动仪记录眼球运动信息。利用眼动仪进行心理学研究的常用参数主要包括眼动轨迹图、眼动时间、眼动的方向和距离以及瞳孔大小与眨眼。

2.1.3　口语报告分析法

口语报告分析法，也称为出声思考法，是一种由被试者大声地报告自己在进行某项

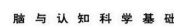

操作时的想法来探讨其内部认知过程的方法。口语报告多半在操作时进行，也可以在操作后通过回忆来叙述。在口语报告实验时，要求被试者大声如实地报告操作时自己思考的详细内容，使内部的思维过程外部言语化，但不要他们解释情景或思维过程。

2.1.4　内隐联想测验

内隐联想测验是一组计算机化的分类任务，以反应时差异为指标来测量概念间内在的联系强度，从而间接反映个体的内隐心理倾向，其基础是启动效应。

启动效应是指先前呈现的刺激，对随后的出现刺激或与其相关的某种刺激进行加工时所产生的易化现象。在测验中，要求被试对目标概念与属性概念做出同一反应。如果这两个概念之间联系紧密或者相容，被试者对于这两个概念做出同一反应的反应时就较短；如果两个概念联系不紧密或者不相容，则需要的反应时就较长。完成两类任务的反应时差异是目前衡量概念间联系程度的关键指标。

2.1.5　计算机模拟法

计算机模拟法是通过对心理过程的计算机模拟来认识人的心理活动过程，即对人的内部信息加工过程进行逻辑分析。计算机模拟通常和理论分析结合在一起，多从程序缩减、流程分析、程序模拟三个方面入手。

程序缩减是一种考虑潜在性因素、分离认知因素来探讨认知过程的方法；流程分析是通过某种计算机程序实现并输入计算机；程序模拟验证其逻辑上的可行性、合理性。

2.2　电生理学方法

2.2.1　膜片钳技术

膜片钳技术是用玻璃微电极吸管把只含 1～3 个离子通道、面积为几平方微米的细胞膜通过负压吸引封接起来。由于电极尖端与细胞膜的高阻封接，在电极尖端笼罩下的那片膜事实上与膜的其他部分从电学上隔离，被钳膜片内开放所产生的电流流进玻璃吸管，用一个极为敏感的电流监视器（膜片钳放大器）测量此电流强度，这就代表单一离子通道电流。

膜片钳技术是一种以记录通过离子通道的离子电流来反映细胞膜单一（或多个离子通道分子）活动的技术。这项技术的出现自然地将细胞水平和分子水平的生理学研究联系在一起，同时又将神经科学的不同分野必然地融汇在一起。

2.2.2　细胞记录法

单细胞记录是现代发展出来的一项记录单个神经元活动的精细技术。直径约为万分之一毫米的微电极插进动物大脑以获得细胞膜外电位记录。一个立体定位装置可被用来固定动物的位置以及帮助确定电极在三维空间的准确位置。

单细胞记录是一项灵敏度非常高的技术，百万分之一伏特的电压都可能被检测到，对提供脑功能在神经元水平上的具体活动信息非常有效，因而相对其他技术而言也就更加精细。另外，关于神经元活动的信息可在一个非常宽泛的时间范围内（从几毫秒到几小时或者几天）采集。

该项技术的主要局限是由于需要穿透神经组织，所以面临伦理上的考验。另外，它也只能提供神经元水平的活动信息，神经元的活动受大脑皮质广泛影响，如何综合评估神经元的活动面临挑战。

除了单细胞记录之外，还有多细胞记录、多维（阵列）电极记录法和其他电生理学方法，如手术法、冷却法、药物法等。

2.2.3　脑损伤研究法

研究脑损伤患者的认知活动模式也是具有重要价值的方法。脑损伤患者的认知活动，当选择性损伤某些机制时，能够解释那些表现出来的认知损害现象。另外，来自脑损伤患者的相关证据有助于拒绝现有的某些认知解释理论而提出关于正常认知活动的新理论。

如果脑损伤只限于某一局部且只影响单一认知过程或机制，那么这种研究方法就变得相当简单有效。事实上，脑损伤常常牵涉相对广泛的区域，因而多个认知系统或多或少地受到了损害。这就给这种研究方法带来难度。

2.3　脑　成　像

脑成像就是通过技术手段进行成像从而"看到活体脑的内部"，理解脑特定区域结构与功能之间的关系。

系统水平研究
技术—脑成像

2.3.1　CT

计算机断层扫描（Computerized Tomography，CT）技术在单一的平面，利用 X 射线旋转照射大脑（断层扫描），由于不同的大脑组织对 X 射线的吸收能力不同，因而可以构建出大脑断层面的影像；堆叠每层的大脑扫描图像，就可以构建大脑的立体影像。

CT 技术属于结构成像技术，它只能用于观察大脑的静态结构，而不能用于观察大脑的动态功能。虽然 CT 图像的分辨率不高，但足够将大脑的主要结构进行可视化，因此可以用于观察大脑肿瘤。

2.3.2　PET

正电子发射计算机断层扫描（Positron Emission Tomography，PET）技术最为人所知的特点就是需要检测对象服用被放射性示踪剂同位素（半衰期较短，基本无毒害作用）标记过的显影剂（通常为氟化脱氧葡萄糖，氟-18），经过一段时间显影剂就会进入全身的代谢循环。

放射性同位素的特性就是会发生正电子放射衰变，释放出一个正电子（即一个电子相对应的反粒子），正电子会与生物体中的一个电子遭遇并产生电子对湮灭，这一信号可以被 PET 扫描器捕获。由于显影剂可以持续地存在于整个大脑中，因而可以获取整个大脑的三维和功能运作的图像。

不像 CT 和磁共振成像（MRI）可以直接观测大脑的结构，PET 是通过观察血流、氧消耗和追踪神经递质来间接观测大脑的功能。当大脑某个区域活跃时，该区域的血液流动和氧消耗会加速，局部区域显影剂的分布也会发生动态变化，PET 技术就是通过观测这种动态变化来观察大脑的功能动态。

此外，由于恶性肿瘤代谢葡萄糖的速度比良性肿瘤快得多，因此在临床上 PET 可以用来区分良性肿瘤和恶性肿瘤。

2.3.3 SPECT

单光子发射计算机断层显像技术（Single Photon Emission Computerized Tomography，SPECT）和 PET 一样，也是发射型断层扫描技术，都需要注射放射性核素，采用 γ 相机对脑内放射性核素释放的 γ 光子进行捕获而成像，通过适当的定量或半定量数据处理技术计算出标记物的分布和含量。

应用 SPECT 和 PET 不但可以观察酶、递质、受体等各种生物分子在脑内的分布和代谢情况，而且可以通过测量葡萄糖和氧代谢了解脑局部的神经元兴奋性水平，从而进一步研究认知活动的脑结构基础。

2.3.4 MRI

磁共振成像（Magnetic Resonance Imaging，MRI）和 CT 一样，属于结构成像技术，但 MRI 使用的不再是 X 射线，而是电磁波。MRI 也被认为是一种对人体没有任何伤害的安全、快速、高空间分辨率的临床诊断方法。

MRI 的大致原理：当把物体放置在磁场中，用适当的电磁波照射它，就可以改变氢原子（也可以选择其他原子，如氧原子）的旋转排列方向，使之共振，然后就可以分析该过程中释放的电磁波。由于大脑中各种组织间含水比例不同，即含氢核数的多少不同，因此不同组织间核磁共振信号强度之间存在差异，利用这种差异作为特征量，就可以把各种组织分开。与 CT 类似，MRI 也可以用于检测大脑结构以及观察组织中的肿瘤。

CT 和 MRI 之间没有绝对的优劣之分，在某些场合它们可以互补使用，从而弥补各自的不足。

2.3.5 fMRI

功能磁共振成像（functional Magnetic Resonance Imaging，fMRI）相比于传统的 MRI 检查，不再是单纯的形态学检查方法，而是能够进一步反映出组织中微观结构、血流灌注、代谢及功能等状态。广义的 fMRI 包括扩散加权成像、扩散张量成像、灌注加权成像、氢质子磁共振波谱成像以及血氧水平依赖功能磁共振成像等。

（1）扩散加权成像（Diffusion-Weighted Imaging，DWI）。

DWI 通过测量施加扩散敏感梯度场前后组织发生的信号强度变化，检测组织中水分子的扩散状态，能够间接反映组织的微观结构特点及其变化，是一种能够检测活体组织内水分子扩散运动的无创方法。

临床上，DWI 能够通过细胞间水分子的扩散受限情况间接反映脑肿瘤细胞的密度，对于肿瘤的鉴别和分级具有一定的参考价值。

（2）扩散张量成像（Diffusion Tensor Imaging，DTI）。

DTI 是基于 DWI 上发展起来的一项检查方法，是一种追踪脑白质纤维，并反映其解剖连通性的方向的技术。该技术通常应用在脑皮层中水分子各向异性比较明显的区域——脑白质结构的检查中，通过水分子移动方向制图。

临床上，DTI 能够很好地反映肿瘤组织及其邻近白质纤维束之间的关系，如纤维束移位、水肿、浸润、破坏等改变情况，也特别适合脑网络连接分析。

（3）灌注加权成像（Perfusion Weighted Imaging，PWI）。

PWI 是利用特殊设计的脉冲序列对外源性注射造影剂或动脉血液中内源性质子对比剂进行标记及检测，从而反映组织的血流动力学情况。

临床上，PWI 能够反映肿瘤内部供血、新生血管的情况，对于肿瘤的分级、鉴别复发及放射性脑坏死的检测等具有重要的参考价值。

（4）氢质子磁共振波谱成像（1H-Magnetic Resonance Spectroscopy，1H-MRS）。

1H-MRS 是利用氢质子磁共振化学位移现象来确定分子组成及空间分布的一种检查方法，是一种能够无创性研究活体器官组织代谢、生物变化及化合物定量分析的新技术。

1H-MRS 可提供组织内不同代谢产物的含量信息，反映肿瘤内部细胞膜增殖、神经元及轴索的损害、能量代谢异常、无氧酵解及坏死等情况，对于病变的定性、肿瘤分级以及鉴别具有重要的意义。

（5）血氧水平依赖功能磁共振成像（Blood Oxygenation Level Dependent-functional Magnetic Resonance Imaging，BOLD-fMRI）。

BOLD-fMRI 是通常所指的 fMRI，是利用当大脑脑区神经元兴奋时，该脑区血流中氧合与去氧血红蛋白的比例改变会引起局部磁场信号改变而被特定 MRI 序列所检测，从而间接地反映出大脑神经元活动的位置及强度等情况。

被试通过一定的刺激（如语言、视觉、听觉、运动等），使大脑皮层各功能区激活，通过 MRI 反映在解剖图像上，定位出对应的大脑功能解剖区。

2.3.6　TPM

CT、PET、MRI 和 fMRI 是目前成熟的可以用于脑成像的技术，但是它们的分辨率低，只有毫米量级，可以用来确定一定分布率下脑的结构和功能改变，但不能用于理解神经环路的结构和功能。此外，由于质量、体积等原因，目前这些仪器都无法应用于自然行为条件下的大脑研究。

双光子显微成像技术（Two-Photon Microscope，TPM）是一种达到亚微米级的超高分辨率成像技术，可以在活体状态下对大脑中的单个神经元和树突棘进行成像。由于仪器的微型化，该技术有可能实现自然行为条件下的大脑成像。双光子显微镜活体成像可探测到的深度极限为 800 μm，现在提高至 1.22 mm，但无法看到更深的脑区。

我国自主研发的微型双光子显微成像系统（Fast High-Resolution Miniaturized Two-Photon Microscope，FHIRM-TPM）体积小，仅重 2.2 g，可以佩戴在小型动物头部，因而可用于自然行为条件下的动物大脑研究；可以实时记录数十个神经元、上千个神经突触的动态信号；解决了微型双光子显微镜容易受到的运动伪影问题，提高了成像质量。

2.3.7　EEG

脑电记录方法有单极引导和双极引导两种。其中，单极引导中记录电极置于所关心的部位，参考电极置于相对无关的部位，如耳垂；双极引导中电极置于颅骨的不同部位，记录两极间的电位差。幅值约为 10～200 μV，也因记录部位的不同而异。

通常按照脑电波幅度和频率，将正常脑电图（Electro Encephalo Graphy，EEG）的波形（如图 2.1所示）按频率从低到高分为如下几类。

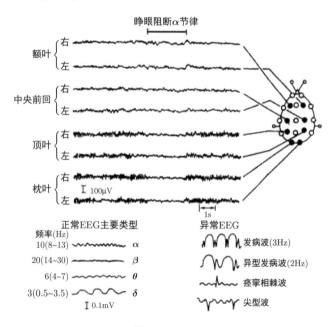

图 2.1　EEG

δ 波：高幅慢波，频率 0.5～3 Hz，幅度 20～200 μV。在婴儿期 δ 波与儿童情绪变化相关，儿童在困倦、悲伤、愤怒时可见。青少年（16～18 岁）只有在额叶还可能记录到 δ 波。成年人在清醒时记录不到 δ 波，深眠、脑器质性病变（如癫痫）时可见 δ 波（2.5～3 Hz）。

θ 波：频率 4～7 Hz，幅度 100～150 μV，在顶、颞和额叶明显。儿童的脑电图频率慢，θ 波常见；θ 波在成年人多见于困倦、悲伤、失望、精神病，有时在智力活动、想象时也可见。

α 波：频率 8～13 Hz，幅度 20～100 μV，普遍存在，以枕叶的最明显，由连续的时大时小的梭形波（持续 1～2 s）构成。单一的 α 波在安静闭目、松弛时出现。睁开眼睛时，可使从顶-枕叶引出的 α 波中断，其机制不是简单的光刺激，而是受试者达到某种"知觉"感受时大脑皮层的反应，所以视觉成像、心理演算、自由联想、注意力集中可以引起 α 波中断。

β 波：频率 14～30 Hz，幅度 5～20 μV，是低幅的快波，代表大脑皮层的去极化，在额叶最容易记录到，兴奋、觉醒、α 波中断时可见，通常认为低幅快波反映大脑皮层被激活和正在处理信息的状态。

γ 波：频率大于 30 Hz。普通人一般检测不到 γ 波，它是一种脑细胞的共振现象，与注意力的集中程度有关，与情绪的控制有关，也与新洞见有关。突然想到什么解决办法，这种新洞见在心理学上叫"顿悟"，属于思维研究中问题解决、推理与决策领域。

凡是对外周感受器、感觉神经、感觉系统中任何结构进行特定刺激，在其高级脑部记录到的电位变化，都被称为诱发电位。在大脑皮层记录的诱发电位被称为皮层诱发电位。

诱发电位特性：具有一定的潜伏期，这取决于刺激点与记录点的距离、冲动的传导速度和经过突触的数目；有一定的空间部位，这取决于刺激部位在大脑皮层的感觉代表区；有一定的波形，可划分出主反应、次反应和后发放。主反应的潜伏期短，为 8～10 ms，出现在代表区的中心，绝对不应期为 30～60 ms，电位先正后负，分别反映突触前和突触后成分。丘脑特异性传入纤维使第 4 层颗粒细胞兴奋，继而使锥体细胞基树突和胞体膜电位变负，而顶树突所在处的表层相对呈正电位；随着去极化负波的上行，锥体细胞基树突和胞体膜电位从负恢复为正，而顶树突去极化呈负电位；次反应的潜伏期长，为 30～80 ms，可出现在代表区的周围，阈值高，波形呈高幅的正电位；在次反应后有时出现后发放，这是一个周期性、单向的动作电位，可能是由丘脑神经元周期性的活动造成的。

与 EEG 相比，更常用的是事件相关电位（Event-Related Potentials，ERP）技术。ERP 技术采集的是与实际刺激或预期刺激（声、光、电）有固定时间关系的脑反应所形成的一系列脑电波，本质上是一种与特定刺激或事件相关联的脑电活动，因此 ERP 技术实际上是脑诱发电位技术的一种改进形式。单次刺激的诱发电位常常淹没在自发脑电中而不能观察到，但可以通过叠加技术把由特定刺激引起的诱发电位显示出来。由于诱发电位与刺激之间具有锁时关系，而且每次诱发的脑电波形恒定，而刺激无关的自发脑电不具备这些特征，因此把多次重复刺激诱发的脑电进行叠加，就可以放大该诱发电位而消除无关电活动，从而把淹没在自发脑电中的刺激诱发信号提取出来。

ERP 由一系列大小、形状和正负向不同的脑电波（或成分）组成。对这些成分有一定的命名规则：P 表示正向成分，N 表示负向成分，而它们后面的数字表示该成分相对于刺激的出现时间。例如，P300 表示在刺激后 300 ms 左右出现的正成分。从理论上讲，各种成分都反映了一定的脑活动情况，但只有少数成分已被发现与脑功能有较为确定的关系，如 P300 一般由偏差刺激引起，而 N400 与语言功能相关等。

EEG 的主要特点是时间分辨率极高，可达到毫秒级甚至亚毫秒级，因此对研究脑活动的动态过程特别有效。其缺点是空间分辨率很低。由于 EEG 本质上是容积导体中记录的场电位，每个电极记录到的信号都是脑内各部位的综合电活动，加上颅骨对电信号传导的影响，因此，尽管可以利用地形图和源分析技术进行一定程度的定位分析，但实质性的定位仍有困难。

皮质电图（Electrocorticogram, ECoG）和 EEG 类似，记录脑皮质电波，不同的是它通过神经外科直接在脑皮质上插入电极，脑电波记录方式更直接。

2.3.8　MEG

脑磁图（Magneto Encephalo Graphy，MEG）是对脑内神经电流发出的极其微弱的生物磁场信号的直接测量，测量系统本身不会释放任何对人体有害的射线、能量或机器噪声。在检测过程中，MEG 探测仪不需要固定在患者头部，测量前对患者无须做特殊准备，所以准备时间短，检测过程安全、简便，对人体无任何副作用。

MEG 和 EEG 类似，主要特点是时间分辨率极高，可达到毫秒级甚至亚毫秒级，因此对研究脑活动的动态过程特别有效，其缺点是空间分辨率很低。

2.4　技术比较

每种技术的优点和局限性决定了该技术的适用范围，如 fMRI 在脑功能精确定位方面具有很大优势，而 PET 则在活体化学研究中扮演重要角色。常用脑功能成像技术对比总结如下。

（1）EEG：大脑工作时，神经细胞中离子的运动产生电流，在头皮表面形成微弱的电位，脑电装置通过高灵敏度的电极和放大器来探测这些电位。EEG 有着极高的时间分辨率，几乎达到实时，不过空间分辨率较低。使用更多的是 ERP，具有毫秒级的时间精确度，而空间分辨率为厘米级。

（2）MEG：根据电磁感应的原理，MEG 通过捕捉大脑工作时形成的在头颅外表产生的微弱磁信号来反映大脑内部的神经活动。它的优点是对神经兴奋源的定位更加直接和准确。空间定位精度可达 2 mm 以内，且其时间分辨率可达 1 ms，价格约是 EEG 的 20 倍。

（3）PET：给被试服用或注射示踪同位素，同位素放出来的正电子和脑组织中的电子相遇，发生湮灭，产生 γ 射线，可以被专门的装置探测到，得到同位素的分布。PET 可用来测量大脑的各种活动，包括葡萄糖代谢、耗氧量、血流量等，有较好的空间分辨率（5 mm）、灵敏度、信噪比、时间分辨率、能量分辨率，但系统造价高。

（4）fMRI：磁共振信号与血流中含氧有关，测量脑活动时脑内各处血流含氧量的变化可反映相应神经细胞活动的变化。fMRI 通过检测血流进入人脑细胞的磁场变化而实现脑功能成像，且能给出更精确的结构与功能关系，空间分辨率为毫米级，时间分辨率为毫秒级。

脑与认知科学所涉及的主要方法与技术，时空分辨率比较如图 2.2 所示。

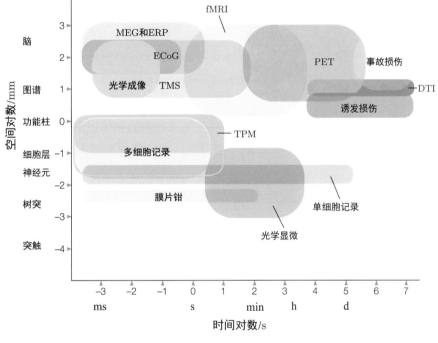

图 2.2　时空分辨率比较

2.5　设计实验范式

当前应用于脑功能活动信息的脑成像扫描技术主要有 ERP、fMRI、DTI 等。在用这些技术设备进行脑功能扫描时，需要被试沉浸在一定的认知实验场景中完成相应的认知任务，通过这些扫描技术获取相应的脑功能活动信息。依据不同的需要，有着不同的实验设计方案。

标准的 fMRI 实验设计有组块设计和事件相关设计。这两种设计是目前脑功能实验中主流的实验设计方法。通过组块设计获得的激活信息，信号更强、范围更大，因此有利于功能区的检出和定位；而事件相关设计获得的激活作用较弱，但可以反映功能区的活动细节，有利于研究各功能区之间的相互联系。因此具体是采取组块设计还是事件相关设计，与具体的实验以及预期激活有关。

组块设计通常包括两种条件，分别是任务组块和控制组块，其中任务组块是承载实验刺激的载体，刺激内容可以是声音、图片、字符等。组块设计实验在开始时让被试者处于一段时间的休息状态，然后给予被试者一连串的刺激，而后又让被试者处于一段时间休息状态，然后再给予被试者一连串的刺激，每个组块持续一定时间，并交替连续出现。事件相关设计是使用单个刺激与一个比较短的休息状态交替进行的模式。这样设计的原因是可以关注单个刺激所引发的 BOLD 信号。

事件相关设计有刺激和刺激间隔两个部分。一般认为，单个事件所诱发的血液动力学持续时间大概为 8~16s。这样无须考虑多个刺激所产生的 BOLD 效应的叠加，而且fMRI 对单个短暂刺激具有很强的敏感性。

如图 2.3 所示，纵坐标为脑图像扫描序列，从上到下是扫描顺序，每一行就是一个脑图像，2s 扫描 1 个脑图像，黑色区域为控制对照的时间点，白色区域为刺激呈现的时间点。横坐标是参数，一个竖列代表 1 个参数，通常与任务数有关，1 个任务就是 2 个参数，2 个任务就是 3 个参数。图 2.3(a) 中白色区域扫描的图像以组块形式呈现，每个白色区域扫描得到 6 个脑图像，图 2.3(b) 中白色区域扫描得到的图像随机呈现，为事件相关设计。

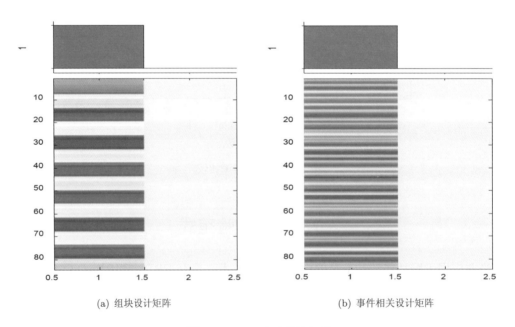

(a) 组块设计矩阵 (b) 事件相关设计矩阵

图 2.3 fMRI 实验设计矩阵

fMRI 设备会采集到 BOLD 加权图像，形成图 2.4 所示的时间序列。

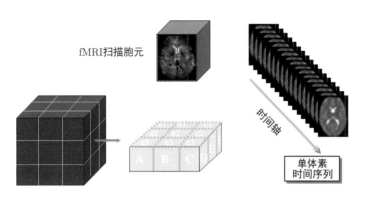

fMRI 扫描胞元

时间轴

单体素
时间序列

图 2.4　fMRI 数据结构

E-Prime 软件是一套能提供毫秒精度的认知实验设计平台，它允许分块执行程序，即把整个实验分成几块并从简单到复杂来构建，测试大脑对不同感官刺激的反应。E-Prime 使用类似于 Visual Basic 的 E-Basic 语言。

认知心理学
实验平台——
E-Prime

目前 E-Prime 可以实现按键反应和声音输入的实验，反应输入可以是键盘、鼠标以及反应盒。E-Prime 能呈现的刺激可以是文本、图像、声音和视频（也可以同时呈现四者的任意组合），图像和声音必须以文件的形式调用，要求刺激素材的格式为 bmp（图像）、wav（声音）、wmv（视频）。

应用 E-Prime 设计实验前需要做准备工作，设计实验的时间流程如图 2.5所示，主要包括如下 5 个方面：① 实验呈现在屏幕上的顺序和每一屏幕的呈现类别（文本、图像、声音、视频或混合刺激）；② 有哪些变量需要在结果中出现，需要记录哪些行为数据；③ 分清实验的组内变量和组间变量；④ 控制变量是固定的还是平衡变化的，后者在编程中可以视为组内变量处理；⑤ 建议任何在结果统计中需要涉及的因素都在实验中以合适的变量表示出来，以便易于导出行为数据到 Excel 或 SPSS 中进行后续分析。

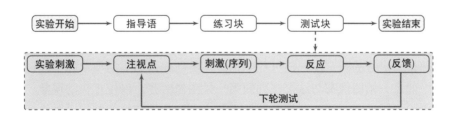

图 2.5　E-Prime 设计实验的时间流程

2.6　数 据 处 理

脑成像数据
分析平台——
SPM

从 fMRI 设备上获取的数据具有很大的噪声，其中很大一部分是系统噪声，因此需要通过数据预处理的手段消除这些噪声。

SPM 是 Statistical Parametric Mapping 的缩写，即统计学参数图像，也就是这个软件的最终输出，是由英国 Hammersmith 医院 Karl J. Friston 医生等诸多科学工作者基于 MATLAB 开发的通用数学软件包。

SPM 对 fMRI 数据的处理包括数据预处理、建模分析、统计推论三个步骤，如图 2.6 所示。

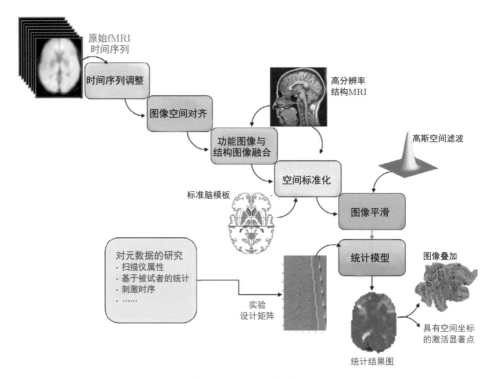

图 2.6 SPM 工作流程

预处理包括时间校正、空间校正、标准化和平滑等步骤，其中，时间校正只有当扫描序列为奇偶序时才会被使用。空间校正也称头动校正，在实验过程中，因呼吸等因素，即使对头部做了很好的固定，扫描过程中也难免出现轻微的头动现象。空间校正就是把实验序列中的每一帧图像都与这个序列的第一帧图像对齐，以校正头动现象。而标准化则是为了剔除不同被试之间解剖学的差异，与一个标准的脑解剖结构模板进行匹配。最后，如果需要，可以对图像做高斯平滑，其目的主要是提高信噪比，使各体素之间的关联性出现变化。

接下来把刺激的时间点，在组块设计中就是任务组块，输入 SPM，然后指定并估计模型。SPM 集成了多个模型估计方法，其中最常用的是广义线性模型。

SPM 允许以多种方式查看结果，甚至可以使用其他程序来查看，比如使用 MRIcro 查看，并且 SPM 可以以 T 检验的形式，给出激活点的坐标以及对应点的 T 值。

习　　题

1. 试列举几种脑科学研究的基本手段，并简述其原理。
2. 比较常用成像技术的时间分辨率和空间分辨率。
3. 你认为将来更可能怎样研究大脑？
4. 如何设计一个认知实验？组块设计与时间相关设计有什么区别？
5. 处理 fMRI 数据的流程有哪些步骤？各有什么作用？

第 3 章　神经与信息

3.1　神　经　元

神经系统主要由神经元、神经胶质细胞两种细胞组成。

神经元是神经系统的基本结构和功能单位之一，可以分为细胞体、树突、轴突以及轴突终末，如图 3.1所示。

神经元的结构
和功能

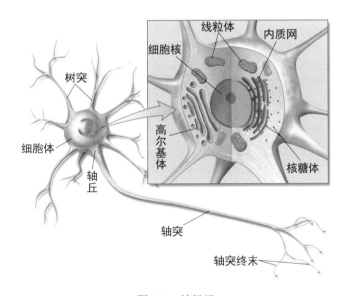

图 3.1　神经元

细胞体又被称为核周体，直径约为 10～30 μm，最大的可达 100 μm，其由细胞膜、细胞核、细胞质、细胞器组成，进行着维持生命的各种代谢活动。细胞质内有尼氏体（Nissl Body），具有强嗜碱性，均匀分布，合成蛋白质、酶类、肽类。

树突是胞体的延伸，在细胞体周围分支，细胞内容物也存在其中，直径从粗到细变化明显，长度为 1μm 至几十 μm。树突中有尼氏体，表面有大量细小的突起，即树突棘。树突棘实际上是树突上的小突起。在树突棘的顶部有突触的连接点，负责接受刺激，并把刺激传向细胞体。树突的表现形式多种多样，有的分布广泛，也有的相当简单。

神经元只有一个长细而均匀的轴突，轴突以及套在外面的髓鞘，被称为神经纤维，其长为 1 μm 至几百 μm 或更长。轴突在细胞起始部被称为轴丘，轴丘内没有尼氏体，其兴奋性最高，往往是动作电位发起的地方。轴突进行动作电位的快速传导和物质的转运。

在脑和脊髓里，细胞体密集的部位色泽灰暗，称为灰质。在灰质里，功能相同的神经元细胞体汇集在一起，调节人体的某一项相应的生理功能，这部分结构称为神经中枢。

神经纤维主要集中在周围神经系统里，许多神经纤维集结成束，外面包着由结缔组织形成的膜，就成为一条神经。神经纤维末端的细小分支叫神经末梢，神经末梢分布在全身各处。在脑和脊髓里，也有神经纤维分布，它们汇集的部位色泽亮白，称为白质。白质内的神经纤维，有的能向上传导兴奋，有的能向下传导兴奋。

据估计，人类中枢神经系统中约含 1 000 亿个神经元，仅大脑皮层中就约有 163 亿。神经元是一种高度分化的细胞。

根据突起的多少可将神经元分为 4 种，如图 3.2 所示。

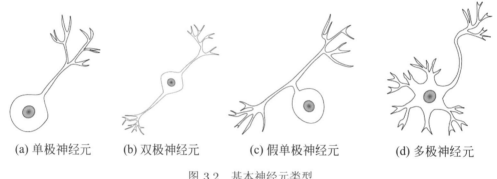

(a) 单极神经元　　(b) 双极神经元　　(c) 假单极神经元　　(d) 多极神经元

图 3.2　基本神经元类型

（1）单极神经元：只有一个远离胞体的突起，此突起能分支形成树突和轴突，此类神经元常见于无脊椎动物的神经系统。

（2）双极神经元：有两个突起，一个是树突，另一个是轴突；通过树突接收来自某一端的信息，通过轴突将信息传至另一端。主要参与感觉信息加工，听觉、嗅觉、视觉等信息传递系统，如眼的视网膜。

（3）假单极神经元：从胞体发出一个突起，距胞体不远又呈 T 形分为两支，一支分布到外周的其他组织的器官，称为周围突；另一支进入中枢神经系统，称为中枢突。假单极神经元的这两个分支，按神经冲动的传导方向，中枢突是轴突，周围突是树突；但周围突细而长，与轴突的形态类似，故往往通称为轴突。其多见于脊髓背根神经节，躯体感觉神经细胞。

（4）多极神经元：有一个轴突和多个树突，多见于运动和感觉系统中。

根据神经元的功能又可分为以下 3 种。

（1）感觉神经元，或称传入神经元，多为假单极神经元，胞体主要位于脑脊神经节内，其末梢分布在皮肤和肌肉等处，接受刺激，并将刺激传向中枢。

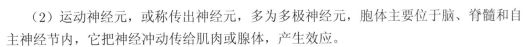

（2）运动神经元，或称传出神经元，多为多极神经元，胞体主要位于脑、脊髓和自主神经节内，它把神经冲动传给肌肉或腺体，产生效应。

（3）中间神经元，介于前两种神经元之间，多为多极神经元。动物越进化，中间神经元越多，人神经系统中的中间神经元约占神经元总数的 99%，构成中枢神经系统内的复杂网络。

根据神经元释放的神经递质或神经调质，还可分为胆碱能神经元、胺能神经元、肽能神经元、氨基酸能神经元。

神经纤维对其所支配的组织能发挥两个方面的作用：一方面是借助于兴奋冲动传导抵达终末时突触前膜释放特殊的神经递质，而后作用于突触后膜，从而改变所支配组织的功能活动，这一作用称为功能性作用；另一方面神经还能通过终末经常释放某些物质，持续地调整被支配组织的内在代谢活动，影响其持久性的结构、生化和生理的变化，这一作用与神经冲动无关，称为营养性作用。

神经元的两个主要原理如下。

（1）连接的特异性：神经元的细胞质彼此并不相通，因此每个神经元是相互独立的；而神经元间的这种连接并不是随意的，它是神经元传递信息的特异性通路。

（2）功能性两极分化：神经元一部分专门负责接收信息，而另一部分负责将信息传递给其他神经元或肌肉。

神经元的功能是神经元接受刺激并能产生兴奋（神经冲动），并能把兴奋传导到其他的神经元或组织。神经冲动在神经元中的传导方向是：树突 → 细胞体 → 轴突 → 轴突终末。

3.2　神经胶质细胞

神经系统中还有数量众多的神经胶质细胞，其数量几十倍于神经元，占脑容量的一半，有神经胶水之称，通常其胞体较小，直径为 8～10 μm。神经胶质细胞在形态上与神经元最大的区别是虽然有突起但没有形成明显的轴突，自身不传递信息。

神经胶质细胞位于中枢神经系统和外周神经系统内，但它们的类型不同，如图 3.3 所示。

中枢神经系统的神经胶质细胞主要有 4 种：① 星形细胞在胶质细胞中体形最大，呈星形，对神经元起到支持、绝缘、营养、修复作用；② 少突胶质细胞在胶质细胞中体形小，突起少，分布致密；③ 小胶质细胞在胶质细胞中体形小，呈梭形或椭圆形，构成单核吞噬细胞系统；④ 室管膜细胞体形呈立方体状或柱状，分布于脑室或者脊髓中央管，形成脑脊液。

周围神经系统的神经胶质细胞主要有 2 种：① 雪旺氏细胞（Schwann Cell）形成髓鞘，产生神经营养因子；② 卫星细胞（Satellite Cell）是被囊细胞。

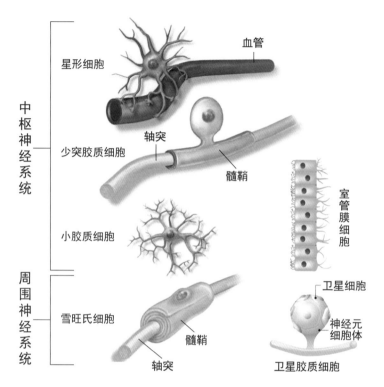

图 3.3　神经胶质细胞

胶质细胞的主要功能有以下方面。

（1）支持作用：星形细胞的突起交织成网，支持着神经元的胞体和纤维。

（2）绝缘作用：少突胶质细胞和雪旺氏细胞分别构成中枢和外周神经纤维的髓鞘，使神经纤维之间的活动基本上互不干扰。

（3）屏障作用：星形细胞的部分突起末端膨大，终止于毛细血管表面（血管周足），覆盖了毛细血管表面积的 85%，是血—脑屏障的重要组成部分。

（4）营养性作用：星形细胞可以产生神经营养因子，维持神经元的生长、发育和生存。

（5）修复和再生作用：小胶质细胞可转变为巨噬细胞，通过吞噬作用清除因衰老、疾病而变性的神经元及其细胞碎片；星形细胞则通过增生繁殖，填补神经元死亡后留下的缺损，但如果增生过度，可成为脑瘤发病的原因。

（6）维持神经元周围的 K^+ 平衡：神经元兴奋时引起 K^+ 外流，星形细胞则通过细胞膜上的 Na^+/K^+ 泵将 K^+ 泵入胞内，并经细胞间通道（缝隙连接）将 K^+ 迅速分散到其他胶质细胞内，使神经元周围的 K^+ 不致过分增多而干扰神经元活动。

（7）摄取神经递质：哺乳类动物的背根神经节、脊髓以及自主神经节的神经胶质细胞均能摄取神经递质，故与神经递质浓度的维持和突触传递有关。

3.3 神经信息

3.3.1 神经信息产生

神经元的细胞膜上一些称为离子通道的蛋白质分子允许离子流动，导致神经元细胞膜内、外的电位差，称为膜电位。在没有任何外来刺激情况下的膜电位称为静息电位，这时膜内相对膜外约为 -70 mV，如图 3.4所示。

神经信息的产生和传播

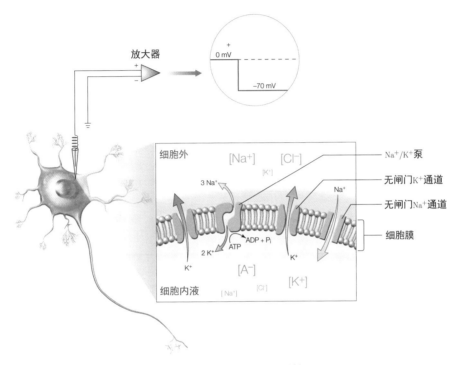

图 3.4 神经元细胞膜渗透性

细胞静息时在膜两侧存在电位差的原因：① 细胞膜两侧各种钠、钾离子浓度分布不均；② 在不同状态下，细胞膜对各种离子的通透性不同。细胞膜两侧的离子呈不均衡分布，膜内的钾离子高于膜外，膜内的钠离子和氯离子低于膜外，即胞内为高钾、低钠、低氯（即钾离子多，钾离子带正电荷）的环境。此外，有机阴离子仅存在于细胞内。在安静状态下，细胞膜对钾离子通透性大，对钠离子通透性很小，而对氯离子则几乎没有通透性。因此，细胞膜电位静息期主要的离子流为钾离子外流，从而形成细胞膜外侧电位高而细胞膜内侧电位低的电位差。可见，钾离子外流是静息电位形成的基础，推动钾离子外流的动力是膜内外钾离子浓度差。但随着钾离子顺浓度差外流，所形成的内负外正的电场力会阻止带正电荷的钾离子继续外流。当浓度差促使钾离子外流力与阻止钾离子外流的电场力达到平衡时，钾离子的净移动就会等于零。此时，细胞膜两侧稳定的电位差称为钾离子的电位，也就是静息电位。

当神经元受到刺激发生兴奋时，在静息电位的基础上会发生瞬时的电位变化，这时膜内外的极性改变（即所谓的去极化作用），此时的膜电位称为动作电位（此时膜内可比膜外高出 30~50 mV），它是神经元传导兴奋的电信号。

神经元动作电位如图 3.5所示，可分解为 9 个阶段：① 静息时膜电位；② 去极化刺激；③ 膜去极化达到阈电位水平，电压门控 Na$^+$ 通道开放，Na$^+$ 进入细胞，电压门控 K$^+$ 通道开始缓慢开放；④ Na$^+$ 迅速进入细胞，使细胞去极化；⑤ Na$^+$ 通道关闭，K$^+$ 通道开放；⑥ K$^+$ 从细胞转移到细胞外液使细胞复极化；⑦ 去极化后电位（负后电位），此时 Na$^+$ 通道基本恢复，膜电位仍小于正常静息电位，与阈电位差距小，兴奋性高于正常；⑧ 超极化后电位（正后电），此时 K$^+$ 通道仍然开放，使较多的 K$^+$ 扩散到膜外，引起超极化；⑨ 细胞膜电位恢复至静息电位水平。

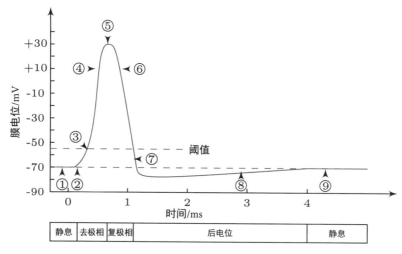

图 3.5　神经元动作电位

3.3.2　神经信息编码

刺激与反应之间的关系，有编码和解码两个方向。神经编码试图建立从刺激到反应的映射，对不同的刺激做出对应反应，建立模型来预测神经元对特定刺激的反应。神经解码是相反方向的映射，从已知的反应推算外界刺激，试图从被激发的动作电位序列来重建外界刺激或者刺激的某些特征。

动作电位，也就是电峰序列，包含的信息可能来自不同的编码方案。例如，受神经驱动的肌肉的收缩力量，就单纯取决于动作神经元的发放频率，即单位时间内的平均电峰数量，称为发放率编码。

表现更为复杂的时间编码则是基于单个电峰的确切出现时间进行的编码方式。时间编码理论包括不同的形式，相关性编码就是其中的一种。有的情况下，信息可以独立地被每个神经元的发放所表征；而有的情况下，信息却被两个或多个邻近神经元共同发放所表征。这种神经元共同发放编码信息的方式，就是相关性编码。在相关性编码理论下，在一个仅可容纳单个动作电位的时间窗口内（如 5 ms），神经网络所产生的共同发放的数目越多，神经元之间的同步性就越强。

虽然发放率编码的效率比较低，但是抗噪声干扰的能力很强。以相关性编码为代表的时间编码可能会与外界刺激绑定，感觉神经元通过时间特征不同的激发模式，来代表不同的外界感觉刺激，例如光、声音、味觉、嗅觉与触觉信号。发放率编码和相关性编码的示意图如图 3.6 所示。无论是发放率编码还是时间编码，在神经电动力学中，这些编码方案都是一些衍生的现象，实质是动作电位的电磁波谱造成的神经元电场空间分布所引起的分子变化，这些信息表现为电峰指向性。

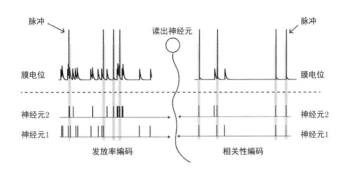

图 3.6 发放率编码和相关性编码的示意图

（左侧：发放率编码，单个神经元强烈并且独立地放电，激活了下游的读出神经元；右侧：相关性编码，较弱但同步性的发放同样可以激活下游的读出神经元）

神经系统中的发放率编码和时间编码并不是非此即彼。在一定条件下，神经系统可以在两种编码策略间进行动态地"切换"，以达到更好的信息编码效果，这就是"动态编码"。一个特殊的例子就是适应性期间，神经系统在接受到恒定不变的刺激时，其反应强度会随着时间逐渐衰减。这也就是所谓的"久居兰室，不闻其香"现象。

神经系统使用快速的发放率编码来检测新刺激的外观，并使用缓慢但经济节能有效的相关性时间编码来保留持续的刺激信息，形成动态编码切换。

3.3.3 神经信息传播

神经信息传播一般分为两个阶段，即神经元内的传导过程和神经元间的传递过程。

在神经元内的传导过程中，神经元的四个部分要产生四种类型的信号活动：输入信号、整合信号、传导信号和输出信号。树突是神经元的输入和接受成分，胞体是神经元的整合或总合成分，轴突为神经元的信号传送或传导成分，轴突终末为神经元的输出或分泌成分。神经元机能最大的特点是特异的信息传递和处理，且具有传递信息的绝缘性和极性。

神经纤维的功能是传导神经冲动。郎飞氏结（Ranvier node）是有髓神经纤维传导神经冲动的关键部位，如图 3.7 所示。有髓神经纤维传导方式为跳跃式传导，传导快；无髓神经纤维传导方式为连续传导，传导慢。

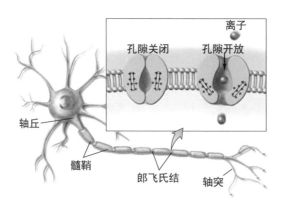

图 3.7　动作电位传导

神经元之间的信息传递是通过突触进行信息传递，主要有电突触和化学突触传导。

电突触传导适用于快速传导信息，如图 3.8 所示。通过缝隙连接形成穿膜的孔道，可直接传递电信号，但不能传递抑制性信息，也不能放大信号。

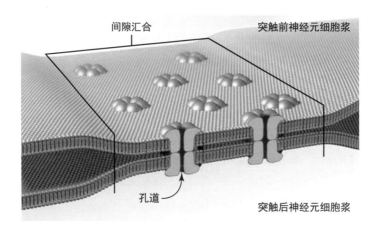

图 3.8　电突触传导

化学突触传导借助于神经递质。神经递质是神经元之间或神经元与效应器细胞，如肌肉细胞、腺体细胞等之间传递兴奋或抑制信息的活性分子，存储在囊泡中，当神经冲动到来时，以囊泡为单位，递质量子释放出来并发挥相应的作用。如图 3.9 所示，化学突触传导可分为以下四步。

（1）递质合成后存储在轴突终末的突触小泡内。

（2）当动作电位沿轴突传至轴突终末时，引起突触前终末的去极化，这时 Ca^{2+} 通道开放，大量的 Ca^{2+} 流入终末内。

（3）Ca^{2+} 使小泡与突触前膜融合，信息编码为不同类型的神经递质分子（>100种），被释放至突触间隙中。

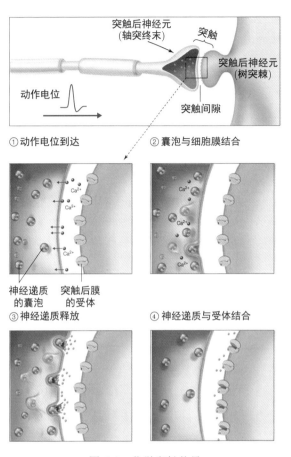

图 3.9　化学突触传导

（4）递质通过突触间隙并与突触后膜上的受体结合，并直接或间接地引起突触后神经元的某些离子通道的开放或关闭，从而使细胞去极化或超极化，前者为兴奋信号，后者则为抑制信号。

神经递质的基本性质：① 递质应在相应的突触前神经元内合成，神经元具有合成该神经递质的前体和酶系统；② 当神经冲动到达突触前神经元终末时，它能将存储在此的递质释放到突触间隙；③ 释放到突触间隙的递质能作用于突触后细胞膜上的相应受体，并产生生理生化效应；④ 递质在行使效应后应能通过失活或再摄取的机制而迅速终止其效应，以保证突触传递的继续和灵活性。

电突触和化学突触信息传递存在以下不同。

（1）传递介质不同。电突触是通过神经膜间的缝管连接来实现的，不需要神经递质来介导，而是电信号直接较快传递，结构类似间隙连接，突触间隙较窄，其间电阻较低，离子易通过；化学性突触是依靠突触前神经元终末释放特殊化学物质作为传递信息的媒介来影响突触后神经元。

（2）适用物种不同。电突触在低等脊椎动物和无脊椎动物体内较多；化学突触更适应高级神经系统的活动，由于递质的存在，化学突触很容易疲劳（因为递质的耗竭），而正是这种疲劳可以保证高级神经中枢的正常运转。例如，牛蛙的视网膜细胞，神经元之间以电突触的形式相互连接，而哺乳动物的感觉皮层中，神经元之间的连接更普遍是以化学突触形式存在。

（3）传递方向不同。化学突触可以保证神经传导的单向性，更好地帮助大脑工作；电突触是电信号直接传递，信息传递通常具有双向性，因而突触前和突触后的划分在电突触中不是绝对的。

3.4　神经通路和层级

由于神经系统由众多的神经元组成，而每个神经元又有大量的突触，于是便构成了极端复杂的信息传递和加工的神经通路。

单个神经元极少单独地执行某种功能，神经通路才是脑内信息处理的基本单位。最简单的神经通路仅包含一个感觉神经单元和一个运动神经单元，如膝跳反射的神经通路。神经元之间形成固定模式的连接，使得所形成的神经通路发挥特定的功能，被称为通路模体。

仅含有兴奋性神经元的神经通路中有收敛式兴奋通路模体和发散式兴奋通路模体。前者由多个突触前神经元与同一个突触后神经元形成突触，从而可以接收、整合多个神经元的输入信息；后者是一个突触前神经元与多个突触后神经元形成突触，从而可同时向多个神经元传递信息。

按照反馈类型分类，仅含有兴奋性神经元的神经通路中有三种模体：① 前馈兴奋通路模体，由连续连接的一组神经元构成，能跨多个脑区进行信息传递；② 反馈兴奋通路模体，突触后神经元与其突触前神经元建立了反向突触连接；③ 复发性兴奋（侧兴奋）通路模体，并行传递同一信息的神经元之间相互激活。

同时存在兴奋性神经元与抑制性神经元共同作用的神经通路中，有三种模体：① 复发性/交叉抑制通路模体，两条兴奋性并行通路通过抑制性神经元彼此相互抑制；② 侧抑制通路模体，广泛见于人体感觉信息的处理，一个抑制性神经元接收并行的兴奋性神经元通路中的兴奋性输入，并抑制这些通路中的突触后兴奋性神经元；③ 去抑制通路模体，一个抑制性神经元将信号输出至另一个抑制性神经元，从而导致后者抑制目标的能力降低。

兴奋性神经元的输入突触主要位于突触后神经元的树突棘上，抑制性神经元的输入突触位于突触后神经元的树突棘、树突轴、细胞体和轴突起始段，从而更有效地抑制兴奋性信号。神经通路中的调节性神经元：释放调节性神经递质，改变突触后神经元的兴奋性（电信号）或突触传递效率（化学信号）；调节性神经元的输入突触分别位于树突、细胞体及突触前末梢。

输入突触的空间分布对信息编码具有重要意义。从细胞体上突触输入的信号，可在突触后产生最大的兴奋性突触后电压，且上升和衰减都最快；距离细胞体越远，突触输入所产生的突触后电压越小，且其上升和衰减速度也越慢。

有多个突触输入的信号整合方式，分为空间整合和时间整合：① 空间整合，同一神经元两个不同树突上几乎同时接收到两个突触输入，并在传递过程中进行整合；② 时间整合，同一突触先后两次接收到两个输入，并在传递过程中进行整合。

认知计算理解脑与认知主要采用层级型的思维方法，从最基本的生物物理层级（图 3.10 和图 3.11），到神经通路（网络），然后大尺度神经通路基础上涌现的动力系统，以及动力系统所承载的信息流，而在信息尺度之上，通过框架式的或者智能算法本身完成感知、变换、补偿、融合、决策，在此基础上得到功能，进而产生多种多样的高层级

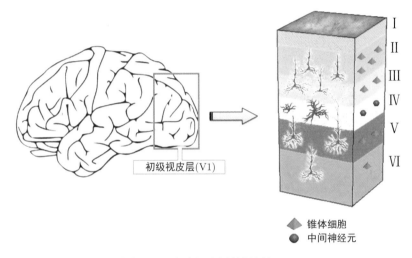

图 3.10　大脑视皮层神经层级 V1
（Ⅰ 分子层、Ⅱ 外粒层、Ⅲ 外锥体层、Ⅳ 内粒、Ⅴ 内锥体层、Ⅵ 多形层）

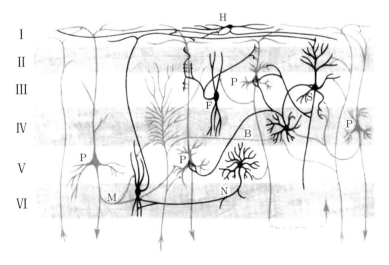

图 3.11　大脑皮层神经层级

心智现象。这里最关键的是：第一要有逐层的网状处理；第二要有特征的内部时空模式变化；第三要有足够的复杂度。这为脑与认知信息编解码、特征转换、鲁棒抗噪提供了很好的基础。

3.5 人 工 神 经

人工神经网络

3.5.1 人工神经元

人工神经元是模拟生物神经元的结构和特性，接受一组输入信号并产出输出。假设一个神经元接受 d 个输入 $x_1, x_2, \cdots, x_d$，令向量 $\boldsymbol{x} = [x_1; x_2; \cdots; x_d]$ 来表示这组输入，并用净输入 $z \in \mathbb{R}$ 表示一个神经元所获得的输入向量 $\boldsymbol{x}$ 的加权和：

$$
\begin{aligned}
z &= \sum_{i=1}^{d} w_i x_i + b \\
&= \boldsymbol{w}^{\mathrm{T}} \boldsymbol{x} + b
\end{aligned}
\tag{3.1}
$$

其中，$\boldsymbol{w} = [w_1; w_2; \cdots; w_d] \in \mathbb{R}$ 是 d 维的权重向量，$b \in \mathbb{R}$ 是偏置。净输入 z 在经过一个非线性函数 $f(\cdot)$ 后，神经元的活性值 a 由公式 (3.2) 所得。

$$
a = f(z)
\tag{3.2}
$$

其中，非线性函数 $f(\cdot)$ 称为激活函数。

激活函数在神经元中是非常重要的。为了增强网络的表示能力和学习能力，激活函数需要具备以下几点性质。

（1）连续并可导（允许少数点上不可导）的非线性函数。可导的激活函数可以直接利用数值优化的方法来学习网络参数。

（2）激活函数及其导函数要尽可能简单，有利于提高网络计算效率。

（3）激活函数的导函数的值域要在一个合适的区间内，不能太大也不能太小，否则会影响训练的效率和稳定性。

图 3.12给出了一个基本神经元结构示意图。

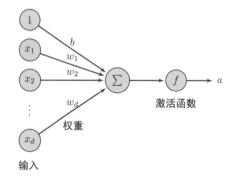

图 3.12　基本人工神经元结构

3.5.2　人工神经网络

单一的神经元功能比较简单，需要通过很多神经元一起协作来完成复杂的功能。这样通过一定的连接方式或信息传递方式进行协作的多个神经元形成一个网络，就是神经网络。

人工神经网络是为模拟生物神经网络而设计的一种计算模型，由多个节点（人工神经元）互相连接而成，可以用来对数据之间的复杂关系进行建模，实质上是由多个人工神经元连接而成的自适应非线性系统。

单个人工神经元可以用一个简单函数表示，人工神经元的串联相当于函数的嵌套，并联相当于函数间的线性组合。但是这种网状层级结构，又给模型系统带来了类似真实神经网络那样的网状的逐层信息处理能力，特征在其内部变化，如卷积、采样、反采用等，并且有足够的复杂度，同样为信息编解码、特征转换、鲁棒抗噪提供了很好的基础，并带来了如下性质。

（1）并行结构和并行加工。连接主义模型中各节点间的连接采用并行分布的信息加工模式，信息或者知识存储在各神经单元间的连接权重中，因此，单个神经单元或整个网络都同时具有信息存储和信息处理的双重功能。

（2）可塑性、自学习、自组织和自适应性。各神经单元间的连接强度可在学习过程中得到调整和变化，人工神经网络具有很强的学习能力、自组织和适应性。

（3）非线性和容错性。具有阈值的神经元构成的人工神经网络是一个复杂的巨系统，具有非线性的特点，可以处理现实世界中的各种非线性现象。模型中信息的分布存储和神经单元的并行加工的特点使得它具有容错性。

（4）非凸性。指某个函数有多个极值，故系统具有多个较为稳定的平衡态。

当前人工神经网络结构多种多样，常用的神经网络结构有如图 3.13所示的 3 种。

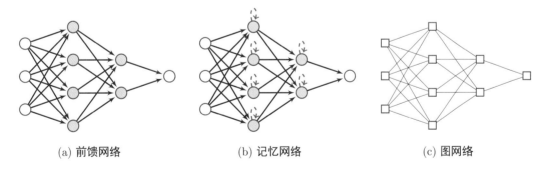

(a) 前馈网络　　　　　　　　　　(b) 记忆网络　　　　　　　　　(c) 图网络

图 3.13　常用的人工神经网络结构

（1）前馈网络可以看作一个函数，通过简单非线性函数的多次复合，实现输入空间到输出空间的复杂映射。这种网络结构简单，易于实现。

（2）记忆网络中的神经元不但可以接收其他神经元的信息，而且可以接收自己的历史信息。和前馈网络相比，记忆网络中的神经元具有记忆功能，在不同的时刻具有不同的状态。

（3）图网络是定义在图结构数据上的神经网络，与前馈网络和记忆网络的输入都可以表示为向量或向量序列不同，主要针对图结构数据。

数据样本的原始特征 $\boldsymbol{x}$，经过特征抽取，转换到更有效的特征 $\varphi(\boldsymbol{x})$。人工神经网络可以看作一个非线性复合函数 $\varphi : \mathbb{R}^d \to \mathbb{R}^{d'}$，将输入 $\boldsymbol{x} \in \mathbb{R}^d$ 映射到输出 $\varphi(\boldsymbol{x}) \in \mathbb{R}^{d'}$。

给定一个训练样本 $(\boldsymbol{x}, y)$，首先利用神经网络将 $\boldsymbol{x}$ 映射到 $\varphi(\boldsymbol{x})$，然后再将 $\varphi(\boldsymbol{x})$ 输入复合函数 $f(\cdot)$：

$$\hat{y} = f(\varphi(\boldsymbol{x}); \theta) \tag{3.3}$$

其中，θ 为网络参数，$\hat{y}$ 为网络输出。

生物神经网络的特点有：使用脉冲放电，考虑树突和轴突生物细节，循环连接为主，具有多样性，学习条件复杂。人工神经网络的特点有：使用连续函数激活，点神经元假设，前向连接为主，品种相对单一，学习优化数学依赖。

生物学习主要有赫布学习（Hebbian Learning）、脉冲时间相关的突触可塑性学习（Spike Timing Dependent Plasticity，STDP）、强化学习；机器学习主要有监督学习、非监督学习、强化学习。

传统的神经网络在时间维度上考虑相对较少，被称为感知机、前馈网络之后的第三代网络的脉冲神经网络（Spiking Neural Network，SNN），认为更能弥合神经科学和人工神经网络之间的差距。SNN 使用脉冲这种发生在时间点上的离散事件而非常见的连续值。脉冲电位每个峰值由代表生物过程的微分方程表示出来，其中最重要的是神经元的膜电位。本质上，一旦神经元达到了某一电位，脉冲就会出现，随后达到电位的神经元会被重置。脉冲随着时间而发生，在传统的二进制编码中丢失的信息可以在脉冲的时间信息中重新获取。这允许自然地处理时间数据，无须循环网络添加额外的复杂度。但是因为训练方法和硬件实现方面面临一些困难，还需要更多的研究和实践。

3.5.3 深度学习系统

为了从大量数据中学习一种好的表示，需要构建具有一定"深度"的模型，并通过学习算法让模型自动学习出"好"的特征表示（从底层特征，到中层特征，再到高层特征），从而最终提升预测模型的准确率。

由于人工神经网络可以看作一个通用的函数逼近器，一个两层的神经网络可以逼近任意的函数，因此人工神经网络可以看作一个可学习的函数，并应用到机器学习中。理论上，只要有足够的训练数据和神经元数量，人工神经网络就可以学到很多复杂的函数。

当用机器学习来解决实际任务时，会面对多种多样的数据形式，如声音、图像、文本等，难以人为找到合适的特征表示。为了提高机器学习系统的准确率，就需要将输入信息转换为有效的特征，或者更一般性称为表示。如果有一种算法可以自动地学习有效的特征，并提高最终机器学习模型的性能，那么这种学习就可以叫作表示学习。通过深度神经网络从数据中学习一个深度模型，就是深度学习。深度学习是机器学习的一个子问题，其主要目的是从数据中自动学习到有效的特征表示。通过多层的特征转换，把原始数据变成为更高层次、更抽象的表示。这些学习到的表示可以替代人工设计的特征，从而避免"特征工程"，一个被称为纳米网的深度学习架构如图 3.14 所示。

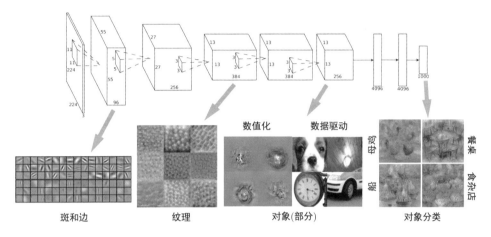

图 3.14　深度模型示例（纳米网）

深度学习早期主要用来进行表示学习，但越来越多地用来进行处理更加复杂的问题。其成功的关键在于：第一有级联式网状处理，第二有特征在内部变化，第三有足够的模型复杂度。

符号模型更为紧凑，具备可解释性和良好的泛化能力，但很难处理高维机器学习问题；深度模型擅长在高维空间中学习，但泛化性和可解释性却很差。Cranmer 等提出了一种如图 3.15 所示的解决方案，结合深度学习和符号回归实现这一目标。该方法为解释神经网络，以及基于神经网络学得的表示发现新的符号化原理提供了新的方向。随着特征复杂性需求和平台算力提升，深度网络的深度快速增长，残差网络已经达到 152 层。

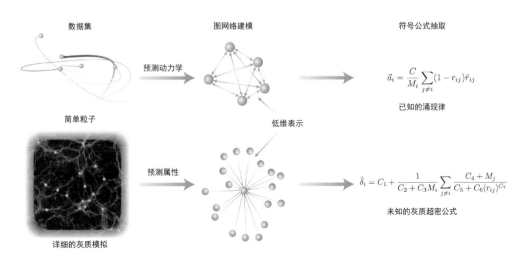

图 3.15　符号模型与深度学习

对比静态的深度学习，神经信息处理的一大特点是动态地处理动态的信息，神经信息处理的动态法则包括动态编码、时间延迟补偿、运动预测跟踪、时空模式识别、时间节律编码、反馈调节等，可以借此发展出一些新的类脑应用算法。

3.6　微观与超微观

3.6.1　分子

在显微镜下很难分辨出任意两个神经元的区别，所以不得不转向寻求分子方法来试图鉴定功能各异的神经元（组）。在传统的神经生理学研究手段基础上，结合现代分子生物学研究方法，在揭示基因表达、蛋白质形成、神经系统的发育和凋亡、脑结构和功能的细胞分子机制中起着重要作用。即使在很小的一个脑区，从胚胎期的发育到成熟整个过程中都受到很多分子的调控，而且这些分子并不是独立存在的，而是位于庞大的分子网络之中。

在脑部体积方面，现代人类与我们从事单调简单工作的祖先甚至猩猩的差别并不显著，但是现代人类发明了很多不同的事物，突然改变了世界，并创造了我们现在生活的世界，是因为基因表达、代谢特性发生了很大变化，在分子水平上发生了序列重组，直接影响甚至决定了脑内结构和功能。

脑部不同区域衰老表现不同，如在一些白质区脑组织体积会减小，而在灰质区脑组织体积保持不变，但分子组成有变化。

在显微镜下难以分辨的单个神经元中的 DNA 分子可以经过化学修饰，给出关于某个大脑细胞为何有别于其邻居的最详细信息。每个细胞的甲基化谱（散布在 DNA 上的由甲基原子团构成的化学性状模式）都可以给出独特的读数，将神经元分类为子类。

更常见的是，人类大脑时常处在不同的水平，脑内的分子物质，包括代谢物（它们是小分子，如氨基酸、脂质、脂肪酸、高能化合物三磷腺苷、神经递质）的水平在生理过程中发挥着关键作用。

人脑中有一种与人的痛觉和学习记忆有关的特殊神经元的神经递质，叫作脑啡肽，其控制着属于痛觉和情感行为的感觉信息的整合，以及其他功能。每年有 1/4 的成年人受到焦虑症的影响，这些症状是由大脑的蛋白质控制，如促肾上腺皮质激素释放因子（CRF1）。

人喝醉后，通常感觉晕头转向，大脑无法正常工作。乙醇与大脑中一种钾离子通道蛋白质内的某个特定位置相互作用，结合后，这一通道被激活"开启"，神经细胞之间的"通信联络"会被减弱，大脑内相当于产生了"短路"。

3.6.2　量子

量子信息科学以量子理论特有的量子态作为信息单元（称为量子比特），信息的产生、处理、传输和检测均遵从量子力学的规律。由于量子力学固有的特性，如叠加性、纠缠性、非局域性、不可克隆性等，能够开发出经典信息所无法做到的新功能，在加快运算速度、确保信息安全和增大信息容量等方面突破经典信息科学的物理极限。因此，量子信息科学的诞生使信息科学的发展从"经典"跃进到"量子"时代，特别是量子通信和量子计算不断取得重要进展。

鼠类大脑在某些情况下会产生光子。尽管发出的光很弱，但很有启示作用。一些生物光子似乎是通过某些电子激发的分子衰变，会在大脑及其他地方很自然地产生。哺乳动物大脑产生的生物光子的波长为 200~1300 nm，接近从近红外到紫外线。是否可能利用大脑细胞自然产生生物光子这一过程来传输信息呢？对轴突的光学特征进行研究，得出结论：大脑内在厘米距离上的光子传播是完全可行的。

基于光子是量子信息的良好载体的事实，可以推测大脑中的一些当前不可解释的过程很可能就是量子通信过程，如意识本身。量子通信需要的不仅是光通信渠道，还必须有可以编码、接收和处理量子信息的机制。在大脑中，很可能存在光敏分子。

由于人脑的结构和功能极其复杂，需要从量子、分子、细胞、脑区、回路（通路）、系统、全脑和行为等如图 3.16所示的不同层次进行研究和整合，才有可能揭示其奥秘。

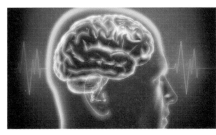

图 3.16　人脑研究与整合

习　　题

1. 神经元处于静息状态时钾离子浓度膜内比膜外高，为什么静息电位是负的？

2. 什么是动作电位？分解为哪些阶段？

3. 如果动作电位是全或无的，神经系统如何编码感觉刺激强度的差异？

4. 神经元主要由哪些部分构成？它们在神经信息传递中发挥什么功能？

5. 神经元之间的信息传递是通过突触进行信息传递，主要有电突触和化学突触传导，比较它们的差别。

6. 什么是神经递质？神经递质的量子释放是指什么？

7. 如何理解从量子、分子、细胞、脑区、回路（通路）、系统、全脑和行为等不同层次进行研究和整合，才有可能揭示人脑的奥秘？

第 4 章 视觉与计算

4.1 眼 睛

眼睛是视觉感受器官,负责光的检测、定位和分析,被称为"灵魂之窗",外部世界80% 以上的信息是由眼睛传入大脑的。眼睛是从外到内由纤维层、血管膜层、视网膜三层包裹的、透明的折光系统,其透明折光系统由角膜、晶状体、角膜和晶状体之间的房水、晶状体和视网膜之间的玻璃体构成,如图 4.1所示。巩膜上有 3 对肌肉,称为眼外肌,分别为上直肌、下直肌、内直肌、外直肌、上斜肌、下斜肌。3 对眼外肌分别控制眼球在由眶骨组成的眼眶内进行上下、左右、内外旋的运动。

视觉信息感知

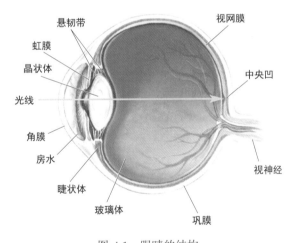

图 4.1　眼睛的结构

脑的感知觉并不一定是外在世界事物的真实反映,因为它们是外在事物相关特征信息进入脑后经过脑加工而产生的,脑总是尝试从自身的角度去修饰进入的感知觉信息。视觉的关键决定因素不是看到事物的物理特征,而是脑本身。

4.2 视 觉 信 息

4.2.1 视觉信息感知

人眼可以感知到的电磁波称为可见光,一般人眼可以感知的电磁波的频率为

380～750 THz，对应波长为 780～400 nm。在视觉信息感知和传递的过程中，眼睛执行着两个功能：一是经眼睛光学系统在眼底视网膜上形成外界物体的影像；二是视网膜将物像的电磁波能转换为视觉的神经冲动。

眼睛的成像过程与照相机类似，如果眼睛的光学系统发生改变，在眼底视网膜上形成的影像将不清楚，例如，近视、远视和散光等。然而，视网膜却不完全等同于照相机底片的作用。视网膜又称为外周脑，起源于外胚层的视网膜，与脑组织同源，是与外界有直接联系的部分。视网膜上的细胞构成纵—横—水平三个方向上的复杂细胞网络，具有初步的信息处理功能。视网膜上的感觉层是由光感受器细胞、双极细胞、神经节细胞、水平细胞、无长突细胞 5 类神经细胞排列成三层结构，从外到内依次为视细胞层、双极细胞层、神经节细胞层。光感受器细胞、双极细胞和神经节细胞构成纵向视觉信息传递途径，水平细胞和无长突细胞构成外、两层横向视觉信息的整合网络。图 4.2 简要显示了这种联系，图中 R 表示视杆细胞；C 表示视锥细胞；H 表示水平细胞；FMB 表示扁平侏儒双极细胞；IMB 表示内陷性侏儒双极；IDB 表示侵袭性弥漫双极细胞；RB 表示杆状双极细胞；A 表示无长突细胞；P 表示伞状神经节细胞，对应大（Magno）细胞；MG 表示侏儒神经节细胞，对应小（Parvo）细胞。这样筑构的复杂精细结构为视觉信息的传递和加工提供了基础。经过视网膜，物像的光能转换为视觉神经冲动，神经冲动沿视神经构成的视束传入。

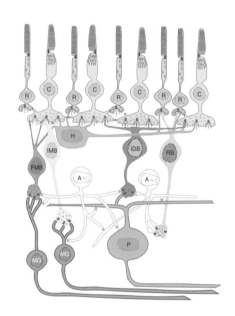

图 4.2　灵长类视网膜细胞类型和连接图

光感受器细胞在结构和功能上可被分为外段和内段。光化学反应发生在外段，外段有视锥细胞和视杆细胞。灵长类视网膜后端有一个直径为 1.5 mm 的呈黄色的区域，称为黄斑。在黄斑中央大约 1.5° 的区域内，与感受器细胞相连的水平细胞和神经节细胞的胞体都挤在此周围。这个区域非常薄，形成中央凹。人的视锥细胞主要位于视网膜中央凹区域，密度可达 150 000 个/mm²，越向外周视锥细胞的密度越小。视杆细胞主要位于视网膜离中央凹 15°～30° 区域，向中央或向周边远离这个区域，视杆细胞密度也有所下降。视锥细胞的主要功能是负责明亮物体的分辨觉，视杆细胞能感受较暗物体的模糊影像。

视网膜的后方称为眼底。眼底有神经纤维进出的地方，没有感光细胞，不能感应到光线，故称为盲点（视盘）。影像能够在盲点形成，是由于大脑根据以往经验进行修补的结果。由于盲点没有感光细胞，所以不能产生神经脉冲，也不能直接在视觉平层形成影像。

视网膜神经元具有中心—外周类型的圆形感受野，对光斑信号敏感。受到光刺激的视觉神经元通过侧抑制的神经回路，将抑制信号传输给邻近的视觉神经元突触前末梢。这种侧抑制的神经回路，可以放大被激活和未被激活的感光细胞之间的兴奋性差异，使得下游的神经元能够产生中心—外周型的感受野，从而提升平行输入信号间的差异，提高信噪比。视网膜神经元的中心—外周感受野对于理解视觉信息处理有重要启发：视网膜神经元不仅可感知光信号，还可以对视网膜局部区域中的明暗对比进行感知，从而确定光信号的空间信息，这种由侧抑制产生的中心—外周感受野，可以解释赫曼方格错觉、马赫带效应错觉现象。

4.2.2　视觉信息传递

视觉信息传递有 4 条不同的通路，如图 4.3所示。

视觉信息传导通路

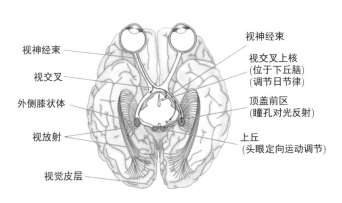

图 4.3　视觉信息传递的 4 条通路

第一条是视觉的感觉传递通路，从视网膜的视神经束经过外膝状体把视觉信息传递到视觉皮层形成视觉的通路，如图 4.4所示。视神经由视网膜视神经节细胞的轴突构成。它在向脑内传入时左右视网膜鼻侧的视神经构成视交叉，而颞侧纤维不交叉。视束大部分入视皮层，皮层视通路主要负责对外界视觉刺激的精细加工和智能识别。如图 4.5所示，视觉区域在视网膜与视觉皮质所占比例不同，位于视网膜中央凹附近的区域在视觉皮层占的比例较大。

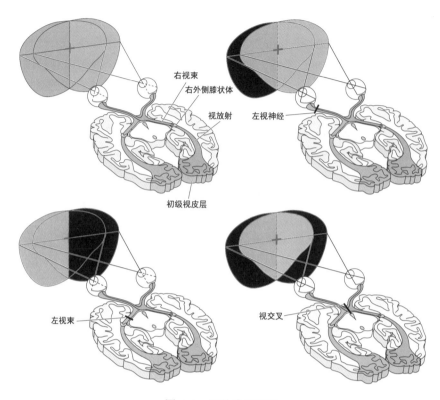

图 4.4　视觉感知通路

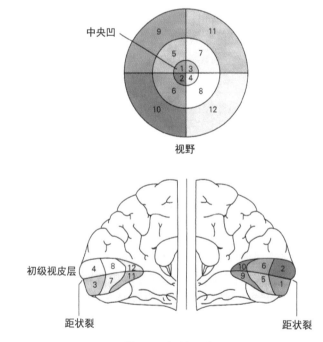

图 4.5　视觉区域

第二条是视觉的运动传递通路，是指支配眼球运动和调节透光成像的神经途径。视网膜视神经束的一小部分分支达上丘和顶盖前区，再发出纤维支配眼睛的运动（瞳孔反射和头眼定向运动）。瞳孔对光反射的关键点在于顶盖前区回向两侧都发出来自视神经的感光信息，因此顶盖前区是瞳孔对光反射中枢。此外，视觉的运动信息还通过丘脑枕核换神经元后把信息传递到视觉皮层，如图 4.6所示。

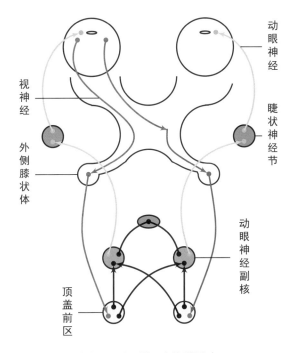

图 4.6 视觉运动传递通路

第三条是视觉的调制生物节律通路，视神经束的更小部分分支入下丘脑，支配视交叉上核，感光细胞为视网膜部分神经节细胞。该通路为视交叉上核提供光的昼夜变化，调制视交叉上核神经元放电和松果体褪黑素分泌的生物节律，具体细节将在 6.7 节中讲述。

第四条是皮层下视觉通路。皮层下视觉通路属于大脑早期进化的边缘结构，是包括上丘 → 丘脑枕 → 杏仁核的一条视觉通路。皮层下视觉通路与情绪视觉信息的处理密切相关，尤其对恐惧视觉信息能够进行快速加工和传递，具有预警作用。恐惧视觉信息刺激是激活皮层下视觉通路进行视觉信息快速传递的一种重要方式，包括自然赋予的先天性恐惧视觉信息，在社会活动中长期积累的情感面孔信息，以及动物通过后天习得的条件性恐惧视觉信息，具体细节将在 9.5 节中讲述。

4.2.3 视觉感受机制

视觉皮层位于大脑枕叶，参与视觉的形成和认知。猕猴的神经解剖学和生理学研究

视觉信息脑内
加工机制

显示，至少有 35 个皮层区域与视觉功能相关，其主要的皮质视觉区域和连接模式如图 4.7所示。图中，LGN 表示外侧膝状体，MT 表示颞中区，PO 表示顶枕区，VIP 表示顶内沟腹侧区，MST 表示内侧颞上区，LIP 表示顶内沟外侧区，TEO 表示枕颞区，TE 表示颞下区，7a 表示 Brodmann 7 区。视觉信息的皮层处理过程都是从初级视皮层（V1）开始，进而投射形成两个主要的处理流，一个沿着背侧通路，另一个沿着腹侧通路。在枕叶，视皮层被分为三级：初级视皮层（V1）——Brodmann 17 区，次级视皮层（V2）——Brodmann 18 区，高级视皮层（V3）——Brodmann 19 区。在猕猴脑内分出 5 个视皮层：V1 是初级视皮层的 17 区，V3 是视皮层的 18 区中对动态形状起反应的区域，V4 是视皮层的 18 区内对颜色起反应的区域，V2 位于 17 区和 18 区之间，V5 是对运动相起反应的区域，位于颞叶的中区（MT）。在功能上，V1 和 V2 将不同的视觉信息分类处理，再分门别类地发送到 V3、V4、V5 区整合。

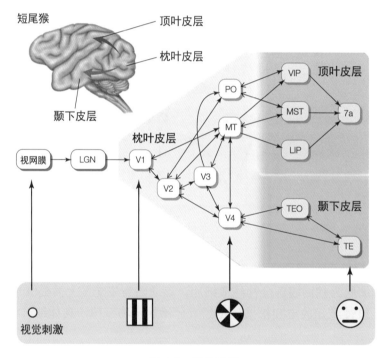

图 4.7　视觉皮层

眼睛传入大脑的信息的基本要素包括：深度、形状、运动状态、颜色、立体视觉等。大脑处理信息的方式，目前比较流行的模型有两个：序列分级处理模型和平行处理模型。

序列分级处理模型认为，下级（简单）神经元有序地把视觉信息会聚到高一级（复杂）神经元。它强调的是视觉信息系统的各级神经元以串联序列传递和处理信息，如视网膜细胞 → 外膝体细胞 → 视皮层简单细胞 → 复杂细胞 → 超复杂细胞。

平行处理模型强调的是不同性质的视觉信息，例如颜色、运动方位等，按不同的信息通道做预处理，然后进入视皮层，再由不同性质的视皮层神经元进行分别处理。

人类视觉包括两条并行通路，以加工不同信息。如图 4.8所示，这两条途径分为背侧通路和腹侧通路。背侧通路处理视觉深度和运动信息，称为空间通路（Where/how pathway），起始于 V1，通过 V2，进入背内侧区和中颞区（MT，亦称 V5），然后抵达顶下小叶。背侧通路特异于空间知觉，处理物体的空间位置信息以及相关的运动控制，定位物体在哪里，分析场景中不同物体的空间结构。腹侧通路专司物体知觉和识别，处理视觉形状和颜色信息，称为内容通路（What pathway），起始于 V1，依次通过 V2 和 V4，进入下颞叶。腹侧通路参与物体识别，如面孔识别，伴随视网膜空间到关系空间的转换，关系空间表征视觉元素间相互关系而丢失了各自源自视网膜的位置信息。该通路也与长期记忆有关。

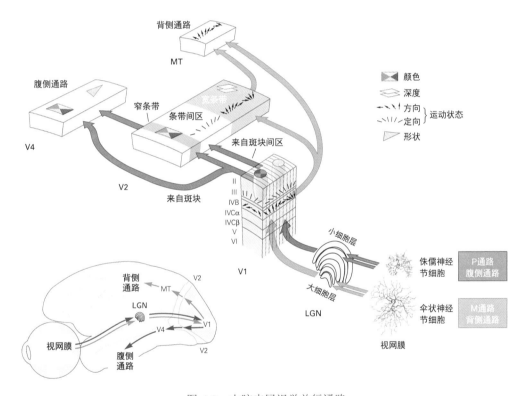

图 4.8　大脑皮层视觉并行通路

外侧膝状体中的神经元具有与视网膜神经元相似的中心—外周感受野，对圆形光斑信号敏感。视神经通路的功能特异化，P 通路（腹侧通路）：侏儒神经节细胞 → 外侧膝状体的小细胞层，神经元感受野小，传递高敏锐度和色觉的视觉信息；M 通路（背侧通路）：伞状神经节细胞 → 外侧膝状体的大细胞层，感受野大，传递亮度的视觉信息，具有很好的对比和时间分辨率。

值得注意的是，在猴子的视网膜中主要发现了两类神经节细胞：小一些的占 90%，称为 P（Parvo）细胞，对应侏儒神经节细胞；大一些的占 5%，称为 M（Magno）细胞，对应伞状神经节细胞。

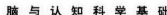

视觉皮层中既平行又串行的信息处理机制，如图 4.7所示。物体影像的特征如形状、颜色、运动状态、深度等视觉信息在 17、18 和 19 区是以既平行又串行的方式进行信息处理的。

（1）视觉皮层的基本结构和功能单位是柱状的。

视觉皮层由许多具有相同视觉功能特性的皮层神经细胞按一定的规则排列。这种规则表现为相同功能的细胞组合成在空间呈现柱状结构，称为功能柱。由于在一个柱内的神经细胞都具有相同的感受野和方位敏感性，所以又称为方位柱。

（2）视觉皮层不同层次细胞功能的专一化。

大脑初级视觉皮质的神经细胞（V1 cells）只对特定的线段方向有反应，V2 对错觉边缘有反应，V4 对形状及颜色有特定反应，V4 适合侦测前景与背景，下颞叶细胞（IT cells）对脸及复杂图案才有反应。

（3）视觉皮层结构和功能的多元论。

视觉皮层可以被分为初级视觉皮层和高级视觉皮层。初级视觉皮层（V1）又称为皮层视网膜。V1 的周围皮层（包括 V1）在出生时没有发育成熟，出生后继续发育，而且这时的发育有赖于体验的习得。V1 的周围皮层 V2 和 V3 称为视觉联合皮层，是与视觉形成相关的高级精神的功能库。色觉系统位于纹外区的 V4，运动系统则处在纹外区的 V5（MT 区，中颞区）。

（4）视觉信息的整合是在几个并行的系统间进行的。

视觉信息一般都是从 V1 接收信号，而且所有的视觉皮层区域与其他区域彼此转换信息，信息整合也不会推迟到所有视觉皮层都完成各自的运作后才发生。视觉信息的整合是与感受可见世界和理解可见世界同时进行的。存在多阶段整合，即各个专业化的皮层有多重连接，并且有与 V1 和 V2 连接的神经网络。这些多重连接使几个不同的视觉路径的形状信号和运动信号合并同步，并在传递中进行整合。例如，颜色感受由外膝体的小细胞部到达视皮层的 17 区和 18 区，然后再到达 V4 区；运动的方位信息由外膝体的大细胞部到达视觉皮层的 17 区，再经过 18 区，到达 MT 区；所有视觉信息都要从不同部位到达更高级的视觉皮层——下颞叶和顶叶，还要到达前部额叶，最后形成视觉的认知和联想。视觉信息的整合是在上述几个并行的系统间进行的，这些并行的系统都对视觉认知有影响、有贡献，可由如图 4.9所示的逆层次化理论解释。

4.2.4　视觉信息编码

一方面，视觉加工过程最快约在 200 ms 以内完成，是一个瞬间、动态的过程。另一方面，外部视觉刺激是多种多样、杂乱无章的，人类的视觉系统却能稳定地识别和理解这些视觉输入。这些问题都需要通过深入地了解大脑中视觉信息的编解码问题来解决。

视觉信息层级编码示例如图 4.10所示。该编码假说认为，视觉信息从 V1—V2—V4—IT 逐层处理过程中，对应的神经元的感受野越来越大；每层之间感受野增大的系数大体为 2.5；高级别的神经元将信息集成在具有较小感受野的多个低级神经元上，编

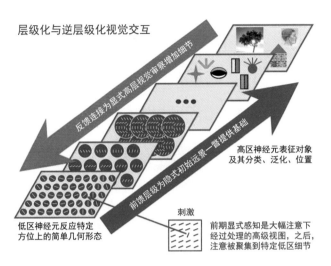

图 4.9　逆层次化理论

码更复杂的特征。其中，V1 区是编码的边缘和线条等基本特征；V2 区神经元对错觉轮廓有反应，是色调敏感区；V3 区是信息过渡区；V4 是色彩感知的主要区域，参与曲率计算、运动方向选择和背景分离；IT 区是物体表达和识别区。

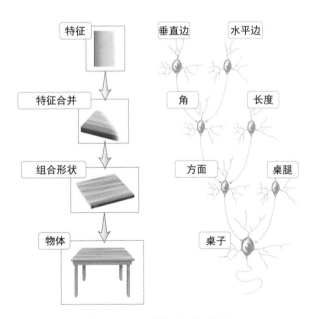

图 4.10　视觉信息层级编码

图 4.10只是对视觉编码的简单示例。根据 Hubel 和 Wiesel 的前馈模型假说，在物体识别过程中，腹侧通路中每个皮质区域都对前一级皮质区域传来的信息进行处理，从而形成更为抽象复杂的表征，并最终与记忆中存储的物体形状表征进行匹配：视网膜神

经元、外侧膝状体神经元 → 点，V1 中的简单细胞 → 边，V1 中的复杂细胞 → 平行边、拐角等，腹侧通路中的神经元 → 复杂形状（显著的形状信息被表征），腹侧通路中的神经元 → 物体局部，颞下皮质神经元 → 物体。

视觉信息组装编码假说认为，视觉信息是采用组装编码方式，如图 4.11所示，具体是部分组装成整体还是整体分解成部分，由注意机制主导。

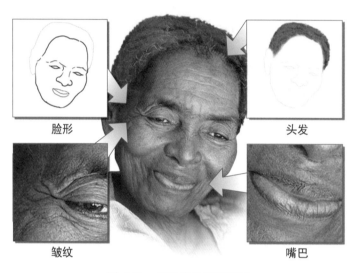

图 4.11   视觉信息组装编码

当然，具体过程还有待进一步研究。当前的深度卷积网络也与视觉皮层的编码特征呈现出了类似的形态，通过深度卷积网络平行模拟、验证脑编码特征是重要途径。但当前主要是模拟涉及内容通路。事实上，视觉神经通路连接模式更为广泛而复杂，特别是存在大量反馈，自上而下通路和自下而上通路的动态交互形成脑功能网络。

高级皮层的反馈对低级皮层的反应进行调制和脑补，同级皮层的反馈对神经元的反应进行调制。自上而下的视觉通路涉及生物视觉感知的全局性、拓扑性和多解性等特点，而现有的反馈网络主要用来处理时序信息，反馈主要是通过监督实现。在卷积神经网络的卷积层加上层内反馈连接，通过自顶向下与自底向上的点乘机制，引入注意、高层语义和全局信息，传到下层、逆层次化做显著性预测等主动视觉方法是实现视觉启发式深度模型构建的有效途径。

4.3   对 象 识 别

基于视觉的对象识别是一个极其困难的问题，受到视角、距离、光照、遮挡等很多因素的影响，大脑的物体识别对这些因素以及单目、旋转等影响却非常鲁棒。

4.3.1 神经机制

对象识别的单一神经元编码假说：通过一个可识别复杂对象的神经元（"知识单元"）激活最终产生对特定对象的知觉，如"桌子""祖母"神经元。单一神经元编码假说本质上是假设视觉系统在对象识别时采用了独热表征的神经机制，噪声大，很容易导致识别错误；太脆弱，一个神经元死亡即导致无法识别对象；泛化能力差，物体发生变化时难以适应。

对象识别的集群神经元编码假说：通过多个相关神经元的集体激活最终产生对特定对象的知觉。集群神经元编码假说本质上是假设视觉系统在对象识别时采用了分布式表征的神经机制，符合视觉信息的分布式处理假说，可解释对视觉上相似对象的混淆现象，噪声小、反脆弱，有利于对象识别的鲁棒性；泛化能力强，可以适应对象的不断变化。

对象识别需要依赖特定视角下的对象表征，人类记忆中保存了大量的视角相关对象表征，因此对象识别是将当前视角下的视觉信息与记忆存储的视角相关表征进行（快速）匹配的过程。大脑中可能同时存在视角相关和视角不变的对象识别机制。在左侧优势半脑中，腹侧通路对重复出现对象的表现与视角无关，即视角不变的对象识别；在右侧大脑半球中，腹侧通路对重复出现对象的表现与视角有关，即视角相关的对象识别。

4.3.2 认知模型

对象识别的认知模型如图 4.12所示，包括知觉分类和语义分类两个阶段：① 知觉分类阶段：两侧大脑半球的腹侧通路协同形成对象的视觉表征，然后在右侧大脑半球中与记忆中存储的对象表征进行匹配并产生对象知觉；② 语义分类阶段：在左侧大脑半球中将对象知觉与记忆存储的对象名称、功能等知识进行联系。

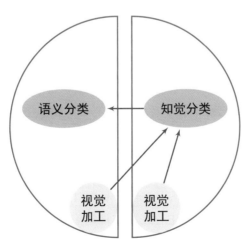

图 4.12 对象识别认知模型

基于范畴的对象知识组织方式假说：对象知识依据不同的范畴关系进行层级化组织，例如动物：鸟/猫/虎，工具：剪刀/刀/锤子。

基于表征的对象知识组织方式假说：对象知识依据不同的表征类型进行层级化组织，又分为两种：基于视觉表征的组织方式，依据不同对象在形状、颜色、纹理等视觉表征方面的关系，例如皮毛条纹——猫/老虎；基于功能表征的组织方式，依据不同对象在用途、位置等功能表征方面的关系，例如切割——剪刀/刀。

对象知识的组织方式并非要按照对应的范畴关系，而是可以通过对象视觉、功能的分布式表征关系进行组织，如图 4.13所示。

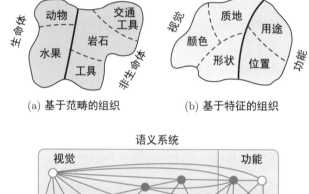

(a) 基于范畴的组织　　　　　(b) 基于特征的组织

语义系统

外周输入系统

(c) 基于特征的语义系统连接模型

图 4.13　大脑皮质中对象知识组织方式

范畴特异化的对象识别异常的本质是识别生命体和非生命体所需的信息来源不同，对生物的知识高度依赖于视觉信息。例如，对于老虎，皮毛条纹是重要的视觉表征；对于非生命的对象识别，则需要依赖视觉和功能信息。

大脑颞叶的梭状回面孔区对面孔有反应偏好，这个脑区可能与面部识别有关。而对于房子的识别，大脑激活区域却在海马旁回，见图 4.14。

对象识别的双系统假说：大脑中存在整体视觉信息处理系统和局部视觉信息处理系统，两个信息处理系统在识别过程中的贡献与识别对象有关。单词主要依赖局部视觉信息处理系统，面孔主要依赖整体视觉信息处理系统，其他对象依赖整体和局部视觉信息处理双系统。

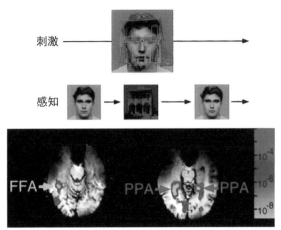

FFA: Fuslform Face Area, 梭状面区; PPA: Parahippocampal Area, 海马旁回

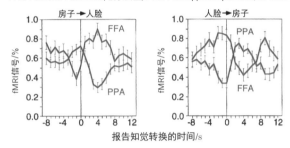

图 4.14　辨认房子与辨认人脸

如前所述，生物视觉识别至少有两条通路，快速通路对对象整体进行识别，其结果帮助慢速通路对对象局部信息的识别。

如图 4.15所示，识别一个目标基于两种形式的分析过程：对整体的分析和对局部的分析。这两个系统的贡献随刺激类型而变化。对阅读而言，局部性分析是必要的，也是识别为对象的核心。面孔识别的独特性在于它依赖整体性分析。整体性分析对于对象识别也有贡献。

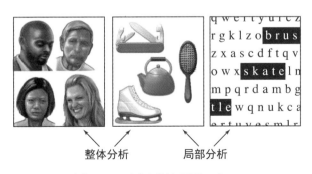

整体分析　　　局部分析

图 4.15　对象视觉识别的双加工

4.3.3 眼球运动

在视觉观察中，将眼睛的中央凹对准目标刺激物的过程称为注视，由此可以获得最清晰、最稳定的视觉映像，大部分的视觉信息需要在眼睛注视下才能获得加工。在注视静止目标时，眼睛并非是完全静止的，眼球仍存在 3 种微小的运动：自发的高频率、低振幅的视轴振颤运动，其频率约为几十赫兹，振幅大约和中央凹的锥体直径相当；不规则、缓慢的视轴漂移运动和微小快速的直线眼跳运动，前者使得注视的目标逐渐离开中央凹的中心，而微跳动可以纠正这个偏差，以保持正确的注视状态。

眼球的微幅运动，不仅没有让人在注视对象时视觉模糊，相反，人的视知觉根本离不开眼睛的运动。没有变化的刺激会造成神经适应，神经适应可节省能量，但也限制了感官知觉。正因为人类的眼球可自行运动，将整个视野的影像在视网膜上移动，促使视神经反应，以对抗神经适应现象，避免静止对象从视线中逐渐消失。

当眼睛注视点从一个目标快速移动到另一个目标时，眼球会发生跳视运动，这是眼睛通过跳跃运动来增强视觉系统的快速跟踪能力，使得眼睛在观察目标的方位发生突然变化时，也能够让视觉目标落在视网膜上的中央凹附近。跳视是一种眼球联合运动（即双眼同时移动）。跳视时视觉感知会被抑制，称为跳视抑制。

人在观察慢速移动对象时，为使移动目标的映像保持在视觉中央凹区域，眼睛会跟随运动目标而发生平滑跟踪眼动。运动目标的信息输入到视觉神经系统时，视觉系统会对运动目标速度进行检测并反馈控制眼睛连续跟踪运动目标，使得眼动与运动目标运动同步。

人在实际观察对象时，上述 3 种不同形式的眼动往往是同时存在的，通过这些眼动才能形成清晰的视知觉。

4.3.4 运动知觉

运动知觉是对象的运动特性在人脑中的反映，是对对象真正运动的知觉和似动。真正运动，即对象按特定速度或加速度从一处向另一处做连续的位移，由此引起的知觉就是对真正运动的知觉。似动指在一定的时间和空间条件下，人们把静止的对象看成运动的。

运动知觉的意义对于动物和人都非常重要。对于动物，比如青蛙能够观察到运动的小虫，而对静止的小虫没有反应；猎豹在捕猎时，需要有对猎物的速度、与自己的距离的知觉才可能捕猎成功。对于人，在过马路时要对车速以及自己与车的距离进行估计；在进行网球、乒乓球等运动时，需要对球的速度、方向进行估计等。这些活动都需要运动知觉的参与才能完成。

当对象运动时，相邻视网膜点相继受到的刺激，看成运动知觉的信息来源。例如，当对象从 A 处向 B 处运动时，对象在空间的连续位移，使视网膜上相邻部位连续地受到刺激，经过视觉系统的信息加工，就产生运动知觉。运动知觉直接依赖于对象运行的速度。对象运动的速度太慢或太快，都不能使人产生运动知觉。

除视网膜映像移动提供的视觉信息外，运动对象的其他一些特性对视网膜的影响也有重要的作用。例如，当对象的运动由远及近，或由近及远时，对象在视网膜上视象大小的变化，提供了对象逼近或离去的信息。再有，当一个对象在空间运动时，它的背景、纹理结构时而被遮挡，时而显露出来，这样在视网膜上也出现不同的刺激流。这种现象叫作活动的视觉遮挡，它对运动知觉也有重要意义。

4.3.5　立体视觉

观察对象通常有视觉深度，形成立体视觉。立体视觉分为单眼立体视觉和双眼立体视觉。单眼立体视觉主要用于远距离事物的感知，双眼立体视觉主要用于短距离事物的感知。

立体视觉

双眼同时注视某对象，双眼视线交叉于一点，叫注视点。从注视点反射回到视网膜上的光点是对应的，这两点将信号转入大脑视中枢合成一个对象完整的像。不但看清了这一点，而且这一点与周围对象间的距离、深度、凸凹等都能辨别出来，这样成的像就是立体像，这种视觉就叫作双眼立体视觉。双眼立体视觉主要因素是双眼视差。

双眼视差指由于正常的瞳孔距离和注视角度不同，造成左右眼视网膜上的物像存在一定程度的水平差异，如图 4.16所示。在观察立体视标的时候，两只眼由于相距约 60 mm，所以会从不同角度观察，左眼看到视标的左侧部分多一些，右眼看到右侧的部分多一些。一般在双眼黄斑与黄斑对应点上查到的视差称为零视差。

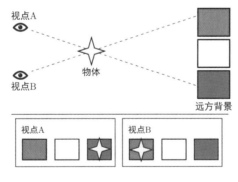

图 4.16　双眼视差

4.3.6　颜色视觉

颜色的感觉机制主要是色觉的三元学说，该学说认为，视杆细胞不能区分波长，所以不能产生色觉，只能区分亮度。任何颜色的亮度和色度都可以由红色、绿色和蓝色的混合表现出来。有三种视锥细胞分别对红色、绿色和蓝色光波波长敏感，于是三种视锥细胞的活动传递颜色的信息。正常色觉为三色觉，常见的色觉障碍为红绿色觉障碍。

脊椎动物的色觉依赖视网膜里的视锥细胞，三种色素的视锥细胞是演化来的，如图 4.17所示。鸟类、蜥蜴、龟以及许多鱼类都有四种锥细胞，但大多数的哺乳动物则只有两种。哺乳动物祖先的四种锥细胞一应俱全，但演化过程中的某个阶段，它们大都成了夜行性动物，因此色觉不再是生存所必需，于是就丧失了两种锥细胞。某些灵长类的祖先，包括人类的祖先，从剩下的两种锥细胞，通过突变而得到了第三种锥细胞。不过，大多数的哺乳动物依然只有两种锥细胞。人类及其近亲算在内的哺乳动物色觉就比鸟类差得多。

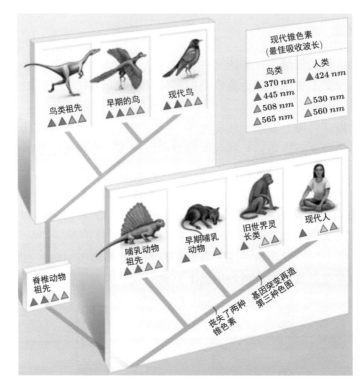

图 4.17　色素视锥细胞的演化历程

　　颜色与形状、深度直觉密不可分。虽然颜色信息和深度信息是在大脑不同脑区处理的，但是颜色感觉和深度感觉有交互作用。彩色画深度感更加明显。

　　颜色与形状的感知也存在交互作用，如水彩效应（两色中较亮的会扩散开来），如图 4.18 所示，淡黄色位于图形的里面和外面，会有不同的感觉。同样，图形会影响色觉的认知，如图 4.19 所示，发散的黑线条中间似乎有一个比外周更白的圆。

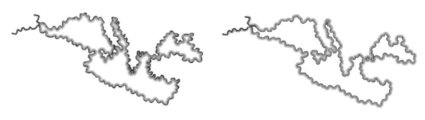

图 4.18　水彩效应

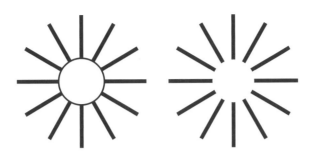

图 4.19　圆条对比

4.3.7　视觉恒常性与脑补

当客观条件在一定范围内改变时，大脑知觉映像在相当程度上却保持着它的稳定性，即知觉恒常性。外部世界投影在视网膜上产生了图像，大脑经过因素分解把这些影响传感器信息的条件，如照明条件、观察者的距离和方位等因素分离出去，得到纯粹的关于对象的信息，这些信息是不随这些条件而变的，因此称为恒常性。恒常性的种类通常有大小恒常性、形状恒常性、方向恒常性、明度恒常性、颜色恒常性等。

视觉恒常性与
完型法则

视觉也受意识、预设前提（先入为主）、情景、亮度等因素影响，其中，受意识的影响主要表现为脑补。

眼见为实？不，我们"看见"的世界，其实是大脑创造的。图 4.20 中呈现的是什么？是牛，手掌，还是鱼？

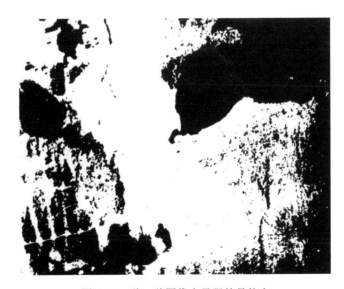

图 4.20　猜一猜图像中呈现的是什么

视觉和想象之间存在神经重叠，从视网膜到初级视觉皮层及以上的大脑区域都会被视觉和精神意象激活。

早期的视觉皮层模型认为信息仅以一种方式传递：从眼睛的前部到视网膜，再到皮层，最后形成视觉。这样的"前馈"模型易于构建，但忽略了皮质解剖学揭示的重要一点——视觉皮层中反馈回路扮演着重要的角色，基于"脑补"的新模型非常重视反馈回路，引入了一个类似蝴蝶效应的反馈回路，来自 LGN 的信号的微小变化在经过一个又一个反馈回路时被放大，这会最终导致模型产生的视觉表示发生比较大的变化。

大脑解决这个似是而非的问题的思路是一个"猜测与印证"的动态交互过程。当人们识别对象时，对象的图像信息快速传递到高级皮层，即通过所谓的快速通路，在高级皮层做出猜测。猜测结果再通过反馈连接，和新的输入交叉印证，如此反复进行后，才能识别对象。

4.4 视觉理论

4.4.1 马尔计算视觉

马尔（David Marr, 1945—1980）认为视觉是一个信息处理过程，有三个研究层次：第一个层次是信息处理的计算理论，研究的是对什么信息进行计算和为什么要进行这些计算；第二个层次是表达和算法，如何进行所要求的计算，也就是要设计特定的算法；第三个层次是实现算法的机制，研究完成某一特定算法的计算机制和硬件系统构成。

马尔的计算理论认为，图像是物理空间在视网膜上的投影，所以图像信息蕴含物理空间的内在信息，马尔计算视觉理论就是要"挖掘关于成像物理场景的内在属性来完成相应的视觉问题计算"。马尔对表达和算法层次进行了详细讨论，认为在视觉中从二维图像恢复三维表达经历了三个表征阶段，即图像 → 初始简图 →2.5 维简图 →3 维模型，如图 4.21所示。

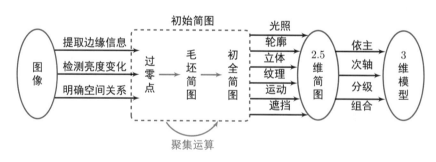

图 4.21 从图像推得形状信息的过程分成三个表征阶段

初始简图是由图像中的变化和结构获得适当的表征。未处理的初始简图能明确表达的只是局部信息。因此还需要通过聚集运算将局部信息构成更大尺度的轮廓和区域。聚集运算遵循最小允诺原则：因为出错要付出很大代价，所以不要做任何没有把握的事情。

因此聚集运算不是一次完成，而是经过多次迭代。通过邻域之间相互作用的迭代来达到对图像全局的协调解释，这样的过程称为松弛过程。聚合和概括等过程来构成更大、更为抽象的标记，最后得到的描述层次可以覆盖某一尺度范围。

2.5 维简图是通过对初始简图进行一系列处理运算，推导出一个能反映可见表面几何特征的表征。其中包括表面朝向、观察者的距离以及朝向和距离的不连续性、表面的反射情况，以及对主要照明情况的某种粗略的描述，把景物分解成"景物以前"；接着对初始简图进行一系列运算得到能反映可见表面几何特征的表象，这种表象被称为 2.5 维简图或本征图像。

3 维模型是实现对观察对象的 3 维结构在以对象为中心的坐标系中的表征，并在这种坐标系下对对象表面性质进行描述。马尔在视觉计算理论中提出，对象识别时视角不变的基本表征依赖对象的主轴和次轴。初始简图和 2.5 维简图都是在以观察者为中心的坐标系中构成，它所表达的空间关系是指在观察者视网膜上的 2 维关系，而不是观察者周围的外部世界相对于观察者的 3 维关系，所以被称为简图。3 维模型是在景物自身坐标系下的描述，如球体以球心为坐标原点的表述。

马尔计算视觉理论虽然是首次提出的关于视觉的系统理论，并已对计算机视觉的研究起了巨大的推动作用，但还远未解决人类视觉的理论问题，在实践中也已遇到了严重困难：① 图像中某点的测量值与相应表面点性质之间的关系是不确定和多义性的，若要根据图像数据确定表面点的特性值，必须增加附加的约束条件；② 是以逐点计算方式进行处理带来的难以承受的巨大计算量；③ 由于缺乏目的性，缺乏高层知识反馈，导致 3 维重建框架不可行，重建算法不鲁棒；④ 缺乏利用机器学习的手段来对图像对象进行识别的方法。

4.4.2　格式塔理论

格式塔理论自 1912 年由马克斯·韦特海默（Max Wertheimer）提出后，在德国得到迅速发展。由于沃尔夫冈·柯勒（Wolfgang Kohler）和科特·考夫卡（Kurt Koffka）的访美以及他们的著作被翻译成英文，这种新的理论引起了美国心理学家的注意。

格式塔理论受场论的启发，特别强调意识和行为的整体性，认为整体不等于并且大于部分之和。格式塔理论恰好能解释整体的内在特征，认为在人类的知觉世界里应该也有一个极为类似的"场"存在，和人类生活、学习等情境相关的是知觉场，相对于人类视觉世界的便称为视觉场。他们认为人类对于任何视觉图像的认知是一种经过知觉系统组织后的形态与轮廓，而并非所有各自独立部分的集合。

最开始提出来的完形法则是 5 项：① 相近律——距离相近的各部分趋于组成整体；② 相似律——在某一方面相似的各部分趋于组成整体；③ 封闭律——彼此相属、构成封闭实体的各部分趋于组成整体；④ 连续律——通过找到非常微小的共性，从而连接成一个整体；⑤ 简单律——具有对称、规则、平滑的简单图形特征的各部分趋于组成整体。

后来拓展到更广泛的关系律，如图形与背景关系律、共向律、平行律、对称/均衡律、命运共同律、成员特性律、共同区域律等，部分图示如图 4.22所示。

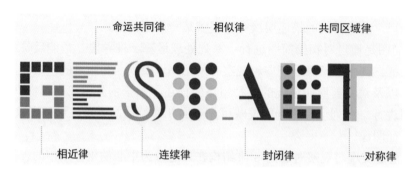

图 4.22　格式塔法则

4.4.3　主动视觉

如果观察者主动调整观测场景或者自身的参数，那么这种观测就是主动视觉，否则就是被动视觉。

人类在观察的过程中，视觉系统可以根据已有分析结果和视觉任务，主动地改变传感器的内部参数（如焦点、焦距、光圈、聚散度等）、外部参数（如位置、方向、光源条件等），并主动交互改变视觉客体以及环境的状态，以达到简化视觉计算、消除景物解释的歧义性，获取更有价值的视觉数据，从而达到视觉重建、理解、识别的目的，优点就是能主动获取高质量数据。这是一个闭环：执行 → 感知 → 重建 → 分析 → 规划 → 执行。这个闭环称为"主动 3 维视觉闭环"，其中的执行、感知、重建，以及分析和规划，都是在线进行的，而且是在 3 维空间中进行的。

主动视觉更强调自上而下的自意识、自监控、内省自察、自目标、自激励。一是要具有弱/无监督在线学习能力，从没标签或者弱标签的数据里学习；二是要有能够获得和积累知识的能力；三是要能够独立探索和做决定；另外还要具有适应性。

4.5　计算机视觉

计算机视觉是研究如何使机器"看"的科学，用摄影机和计算机代替人眼对目标进行识别、跟踪和测量等视觉功能，并进一步做图形视频处理，使计算机处理成为更适合人眼观察或传送给仪器检测的图像。这里简要介绍 3 个重要的场景实例。

4.5.1　深度估计

场景的深度信息在视觉中起到很重要的作用，如空间感知、场景理解、时空重建等。在计算机视觉中，场景深度估计主要分为单目深度估计和双目深度估计。双目深度估计需要在假设光学几何约束不变的情况下进行场景深度估计，需要完成立体图像匹配；而单目深度估计不需要先验假设，对相机构造要求低，应用便捷，其缺陷在于从单目图像中很难获取到丰富的场景结构特征，用以推测场景深度。

基于非监督的条件随机场残差卷积神经网络场景深度估计模型，结合深度卷积神经网络和图模型的各自优点，利用深度卷积神经网络能够进行特征表达以及条件随机场能够建立局部和全局关系的特点，可构建原始图像与深度图之间以及不同位置上深度之间的关联。

如图 4.23所示，从图中可看到模型由两个部分构成：$f^{(1)}$ 和 $f^{(2)}$。其中，$f^{(1)}$ 为基于非监督的残差卷积神经网络场景深度估计模型，包含单目深度估计残差卷积神经网络模型（Depth CNN）和位姿残差卷积神经网络模型（Pose CNN）。$f^{(1)}$ 实现原始图像到深度图的映射，构成模型中的一元项部分。$f^{(2)}$ 对应模型中的二元项部分，实现对原始图像的特征表达。利用这两部分的输出，构建一个基于非监督的条件随机场残差卷积神经网络场景深度估计模型，再通过最小化模型损失函数，利用随机梯度下降法实现对网络 $f^{(1)}$ 和 $f^{(2)}$ 的同步训练以及模型参数的学习。

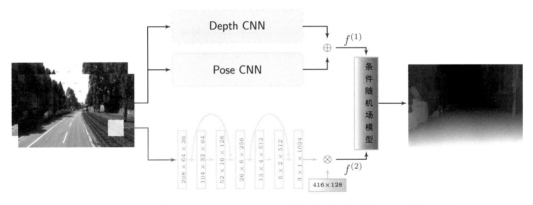

图 4.23　基于非监督的条件随机场残差卷积神经网络场景深度估计模型

对于深度估计的任务来讲，给定一幅图像，估计出图像中每个像素点的深度。设 X 表示图像网格，$D = [d_1, \cdots, d_N]$ 表示图像上像素点对应的深度，N 为像素点的个数，$X \sim D$ 之间的映射显示了图像与深度之间的关系。

假设视频连续帧 (X, D) 间变化是一个线性链条件随机场，关于深度 D 的连续条件概率分布可以写成吉布斯分布的形式，如公式 (4.1) 所示。

$$P(D|X) = \frac{1}{Z(X)}\exp\big(-\sum_{c \in C}\psi_C(D_c X)\big) \tag{4.1}$$

其中，C 为所有团的集合，$\psi_C(D_c X)$ 为定义在团 C 上的势函数，$Z(\cdot)$ 为归一化因子，$D_c = \{d_i, i \in C\}$，相应的吉布斯分布的能量函数如公式 (4.2) 所示。

$$E(X, D) = -\log P(D|X) - \log Z(X) = \sum_{c \in C} \psi_C(D_c X) \tag{4.2}$$

因此，有 $-\log P(D|X) = E(X, D) + \log Z(X)$，且 $Z(X) = \int_D \exp(-E(X, D))$。

将能量函数 $E(X, D)$ 定义为包含一元项和二元项的形式，如公式 (4.3) 所示。

$$E(X, D) = \sum_{t=1}^{M} \psi_C(I_t(p), \hat{I}_{t+1}(\hat{p}_{t+1})) + \sum_{j \in N_p} D(d_p, d_j) \tag{4.3}$$

其中，p 为 t 时刻当前帧中考察的像素点，它前一帧和后一帧的时间点分别为 $t+1$ 和 t；N 为像素点的个数；M 为视频帧数；N_p 为像素点 p 的个数邻域；$I_t(p)$ 为 t 时刻的图像点 p 的像素值。依据光照一致性原理，光照不变情况下，同一像素移动后值不变，进行双线性插值并保证 p 对应点 p_{t+1} 的像素值存在，利用双线性插值的方法将 $I_{t+1}(p_{t+1})$ 四邻域值（左上角、左下角、右上角、右下角）进行比例转换得到新像素值 $\hat{I}_{t+1}(\hat{p}_{t+1})$。$N_p$ 表示在图像上点 p 的邻域，通常选取四邻域，d_p 表示在 p 点的深度值。公式 (4.3) 中的一元项的作用在于每个点的 $\hat{I}_{t+1}(\hat{p}_{t+1})$ 像素值与 $I_t(p_t)$ 像素值尽可能地匹配；二元项的作用在于使得属于同一对象的相邻像素点的深度值更相近，通过该平滑性惩罚，起到平滑深度的作用。U_p 和 U_j 分别表示在点 p 和点 j 像素点的深度特征值，两个像素点的深度特征值之差越小，损失函数值越小。与此同时，有：

$$\psi_C(I_t(p_t), \hat{I}_{t+1}(\hat{p}_{t+1})) = \frac{1}{M} \sum_t \left(\frac{1}{N} \sum_p |I_t(p_t) - \hat{I}_{t+1}(\hat{p}_{t+1})|^2 \right)$$
$$D(d_p, d_j) = \exp(-(U_p - U_j)^2)(d_p - d_j)^2$$

采用极大条件似然估计的方法实现对模型参数 W 进行训练，并采用负的对数似然函数作为模型的损失函数，模型损失函数的负对数似然函数如公式 (4.4) 所示。

$$L(W) = E(X, D, W) + \log Z(X, W) \tag{4.4}$$

其中，W 为模型训练的参数，化简后分别求一元项 $W^{(1)}$ 和二元项 $W^{(2)}$ 偏导，采用随机梯度下降法实现对模型参数的优化，即可得到损失函数最小化后的模型参数。如图 4.24所示的实验结果显示，该模型可以实现对深度图的准确性输出，并且能够达到平滑深度图的目的。

4.5.2 行人预测

人的视觉重要的特征是具有预测性，在人群中需要预测同伴或其他行为人的轨迹，因而行人轨迹预测也是计算机视觉中重要的任务之一。

这里介绍一种 1 维卷积神经网络与长短期记忆网络相结合的行人轨迹预测模型，如图 4.25 所示（Batch Normalization，为了克服深度神经网络难以训练而进行的批规范化）。

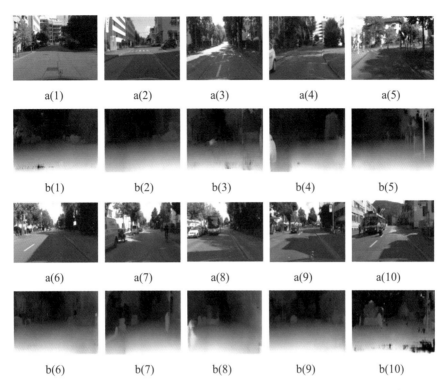

图 4.24　深度估计模型在市景（CITYSCAPES）数据集上估计出的深度图

（a 为图像组，b 为深度估计组）

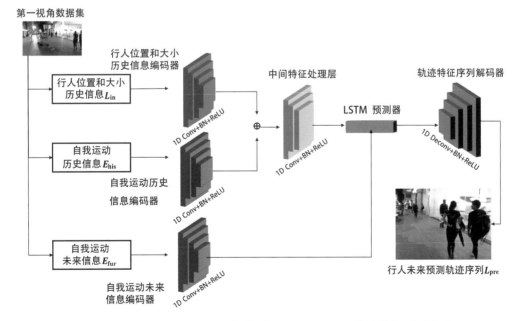

图 4.25　卷积神经网络-长短记忆模型（CNN-LSTM）行人轨迹预测模型

为了准确地预测行人未来所处的位置，从第一视角视频中提取行人的位置和大小信息以及相机的自我运动信息作为影响模型预测行人轨迹的关键因素。通过模型中的编码器对行人的位置和大小历史信息以及自我运动历史信息进行编码，并且引入自我运动未来信息，同样对其进行编码，将编码后的两个历史特征向量以首尾连接的方式进行级联，与编码后的自我运动未来特征向量一起，先馈送到长短期记忆网络中进行高级特征提取的操作，然后使用解码器对这一预测后的特征序列进行解码，以生成行人的未来轨迹序列。

  LSTM 全称是 Long Short Term Memory，是一种特别的递归神经网络（RNN）算法。但 LSTM 对 RNN 的神经元结构做出了改进，改变了内部数据传输的结构，拥有"遗忘门""输入门""输出门"，可以用于长时间序列预测，其网络结构如图 4.26 所示。其中，A 表示一个 LSTM 神经元，x_{t-1}，x_t 分别表示 $t-1$ 和 t 时刻的输入值，h_{t-1}，h_t 分别表示 $t-1$ 和 t 时刻神经元的状态，C_{t-1} 表示 $t-1$ 时刻 LSTM 神经元的记忆，C'_t 表示 t 时刻的即时记忆，f_t 表示 t 时刻神经元遗忘信息，i_t 代表 t 时刻神经元要保留的新信息，o_t 表示 t 时刻神经元的输出，σ 表示 Sigmoid 层，公式 (4.5) 为其激活函数，tanh 表示 Tanh 层，公式 (4.6) 为其激活函数。

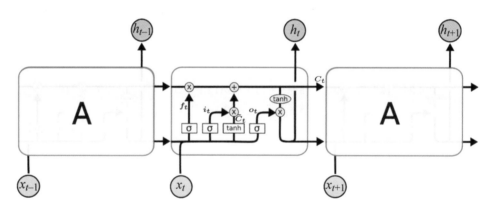

图 4.26 LSTM 网络结构图

$$\sigma(x) = \frac{1}{1 + \mathrm{e}^{-x}} \tag{4.5}$$

$$\tanh(x) = \frac{\sinh(x)}{\cosh(x)} = \frac{\mathrm{e}^x - \mathrm{e}^{-x}}{\mathrm{e}^x + \mathrm{e}^{-x}} \tag{4.6}$$

  第一部分，遗忘门决定信息的保留程度。遗忘门读取上一轮神经元信息 h_{t-1} 和当前输入值 x_t，由 f_t 决定丢弃的信息，输出结果为 1 表示完全保留，为 0 表示完全舍弃，其遗忘门如公式(4.7)所示。

$$f_t = \sigma(W_f \cdot [h_{t-1}, x_t] + b_f) \tag{4.7}$$

  第二部分，确定细胞状态所存放的新信息。这一步有两部分同时进行：Sigmoid 层作为"输入门"层，决定网络将要更新的值 i；Tanh 层根据前一个的输出值和当前输入值创建一个新的候选值向量 C_t 加入到已有的状态矩阵中。最后根据这两部分共同更新原有的矩阵，相当于是忘记之后剩下的部分与新添加信息的权重之和，其输入门、输入值、状态值如公式 (4.8)~公式 (4.10) 所示。

$$i_t = \sigma(W_i \cdot [h_{t-1}, x_t] + b_i) \tag{4.8}$$

$$\tilde{C}_t = \tanh(W_c \cdot [h_{t-1}, x_t] + b_C) \tag{4.9}$$

$$C_t = f_t \times C_{t-1} + i_t \times \tilde{C}_t \tag{4.10}$$

第三部分，通过一个 Sigmoid 层来确定细胞状态的哪部分作为输出。接着，把细胞状态通过 Tanh 层进行处理（得到一个位于 $-1 \sim 1$ 的值）并将它和 Sigmoid 门的输出相乘，得到输出信息，其输出门和输出值如公式 (4.11) 和公式 (4.12) 所示。

$$o_t = \sigma(W_o \cdot [h_{t-1}, x_t] + b_o) \tag{4.11}$$

$$h_t = o_t \times \tanh(C_t) \tag{4.12}$$

LSTM 算法通过增加遗忘门改进了 RNN，保留了长序列数据的重要特征，确保其在长期传播时也不会丢失。通过 YOLOv3+DeepSort 的数据标记工具对数据集视频中的行人进行标记，标记出行人检测框，用于表示行人的位置和大小信息。通过 SFM Learner 算法获得当前帧的图像相对于前一帧图像的自我运动信息。

4.5.3　水下视觉

水下视觉主要特点是水下视频图像存在严重的颜色失真问题，特别是蓝绿色在水下图像中处于过饱和状态。水下视觉技术的关键在于恢复水下图像的色调，需要将水下图像与增强后的图像之间的关系建模为一个非线性模型，通常是建立一个神经网络模型，解得非线性模型中的权重与偏置，使用该权重与偏置对水下图像进行非线性变换操作，以得到色调正常的水下图像。

水下图像清晰化示例如图 4.27所示，上排为输入水下图像，下排为相对应的清晰化图像，使水下图像色彩分布趋近于清晰。

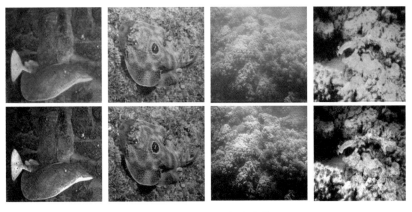

图 4.27　水下图像清晰化

4.6 视觉系统比较

生物及人类视觉系统具有以下特点。

（1）深度感知的首要性。初等生物对象表面上的光敏区开始就对光源方向敏感。感光区域上感知的阴影面积增加可能意味着捕食者正在逼近。人类视觉系统中探测阴影逼近的机能直接与感知对象在深度上的移动有关。这种类型的机理与马尔提出的从视网膜上的 2 维表象开始，经过一个或多个中间表象计算再做 3 维解释的机理不同。

（2）感知是个自动进行的过程，并且抵制与其相矛盾的知识做出修改。如果让一个观察者先观察一个旋转着的收缩螺丝，那么在他习惯以后再去观察另一个对象。例如，一张人脸，就会感到人脸在膨胀。观察者可能已经知道人脸并没有膨胀，但这并不妨碍得到这种膨胀的感觉。

虽然与感觉相矛盾的知识不能改变人的感觉，但它可影响人对视觉刺激做出不同的反应。一个人如果根据情况已知不会有大的对象正在逼近，那么当他看到出现一个影子时不会逃跑。但当影子突然出现时，他还会不自觉地感到害怕。人类虽然已具有较高级的理解能力，但视觉系统似乎保留着对某种刺激自动做出反应的能力。从进化的观点，感知与知识相分离是可能的，但对准确分析三维景物的视觉系统还需要理性慢通路。

人类视觉系统对几何问题不采用严格求解方式，是因为这样可以更为迅速地求解、节省能量。对动物的生存，一个可迅速地探测到潜在危险的近似求解比准确识别费时的方法要实用。

（3）感知中对启发式知识的应用，形成自下而上的视觉输入、自上而下的脑补反馈而不断迭代，直到形成稳态。

除了以上特点以外，人类视觉系统有分辨率高、立体观察、识别能力优越、能进行灵活的推理等优点，以及根据外部视觉成像推论对象 3 维形状或姿态时会产生严重错误的弱点。

强调计算机视觉系统与包括人类在内的生物视觉系统之间的紧密关系，并不意味着计算机视觉系统要机械地模仿生物视觉系统，因为生物视觉系统是生存竞争中进化的产物，带有自身优点，也有局限。计算机视觉系统的研究，需要通过对生物视觉系统的研究中发现是什么因素使人类视觉系统的性能如此之好，并且把它结合到计算机视觉系统中去。

习　　题

1. 请根据由侧抑制产生的视网膜神经元中心-外周感受野原理，分析解释赫曼方格和马赫带两种视错觉现象的产生原因。

2. 请简述大脑视觉信息传递的四条通路。

3. 视觉信息主要包括几个要素？这些要素是如何在大脑中进行处理的？

4. 简述大脑处理视觉信息的两条通路。

5. 简述马尔视觉计算理论并图示从图像推得形状信息的过程的三个表征阶段。

6. 视知觉的完形法则有哪些？请举例说明。

7. 简述大脑视觉认知的恒常性，并举例说明。

8. 海面上白帆点点，与天上朵朵的白云相映成辉，几只飞翔的海鸥迎风飞舞着，展示着它那曼妙的舞姿，"海阔凭鱼跃，天高任鸟飞"。我懒懒地躺在沙滩上，像是躺在妈妈的怀里。

这是一段想象引起的表象，跟正常的知觉、识别有什么不同呢？

第 5 章　感知与运动

5.1　感觉与知觉

对自身和外部世界的认知，都是从经验中获得的，而经验来源于感觉和知觉。

感觉是人脑对客观事物个别属性和特征的直接反映，知觉则是人脑对客观事物各种属性、多种特征及其相互联系的综合性和整体性反映。感觉系统处理的是某种感受器感受到的未经整合的具体刺激信息，知觉系统处理的则是多种感受器整合组织后的信息。知觉是在感觉的基础上产生的，没有感觉，也就没有知觉。感觉和知觉都是人类认识世界的初级形式，如果要想揭示事物的本质特征，还必须在感觉、知觉的基础上进行更复杂的认知活动，如记忆、想象、思维等。

感觉和知觉都开始于对某种特定刺激敏感的感受器细胞，感受器细胞感受内、外环境物理化学特性的变化，并将刺激的能量转换为神经信息，除嗅觉外，神经信息沿特定的感觉通路上行到达丘脑的特异性核团，然后投射到大脑皮层的特定感觉区，神经信息经过大脑加工和整合后形成特异性感觉和知觉。例如，眼睛视网膜感受到的短波被视为蓝色，舌头上味蕾感受到糖尝起来很甜。

人类具有五种基本的感觉系统，视觉、听觉、嗅觉、味觉、躯体感觉，就是通常所指的眼、耳、鼻、舌、身，使人可以解释周围的环境。躯体感觉又具体包括触觉、压觉、痒觉、温度感觉、痛觉等，此外，感觉系统还有平衡觉、震动觉、运动觉、饥感、渴感和内脏感觉等。每一种感觉都由一个不同的神经系统介导，包含独特的感受器和信息加工路径，以将外部刺激转换为可以被大脑解释的神经信号。因此了解感觉系统的每个组成部分在感觉和知觉中的作用贡献十分重要。感觉通路是指由神经元将外周感受器与脊髓、脑干、丘脑和大脑皮层连接起来的路径。例如，触摸感受器使一组神经元传入纤维释放动作电位，从而在脊髓、丘脑腹后核团和皮层的几个区域形成一个传播反应时，可以感觉到手的触摸感觉。另外，尽管有点儿迟钝，我们可以通过电刺激代表手的皮层感觉区来激发手部的感觉错觉。

与基于个人经验的直觉理解相反，感知并不是我们周围世界的直接复制品。大脑不是被动地记录外部世界的照相机，而是根据其功能解剖和神经细胞群的分子动力学机制构造外部事件的表征。在每个感觉系统中，从外周感受器到大脑皮层，有关物理刺激的信息都是依据每个阶段神经元功能特性及其相互联系的计算规则分阶段编辑的。例如，在视觉系统中，现在的认知神经科学已经相当完整地理解了其中的关键机制，例如，光子是如何被视网膜中的光感受细胞转换为电信号的，以及丘脑和大脑是如何以平行的路径处理这种信号的。因此，每种感觉系统发展出专门化的感觉机制来解决计算问题以促进和增强我们的知觉能力。就如神经成像研究所揭示的那样，在大脑的感觉皮质中都发现了感知觉的专门化模式。这样，即使颜色或运动知觉的皮质机制缺失，人们仍然保持看的能力。在感觉丧失的极端情况下，知觉的皮质系统也可能会被完全重组。

5.2 感受器和编码

感受器与感觉
信息编码

虽然各种感觉的接收方式不同，但所有的感觉都有 3 个共同的步骤：感受器感受物理刺激、神经元将刺激转换为神经信息、大脑加工信息后产生的知觉或有意识的感觉体验。

5.2.1 感受器的种类

中枢神经系统对外周信息的感知来自感觉器官中的感受器，是由位于特定感受器的不同种类的感受器神经元介导的。感受器位于感觉器官内部，其承载的感受器细胞将某种类型的刺激能量转换为电信号，这些电信号被编码为一系列动作电位。感觉器官除具备感受器外，还有协助和支持感受器的细胞或组织，它们与感受器共同构成一个对某种刺激能量或变化更为敏感的感受、放大和换能装置。例如，眼睛、耳朵、舌头、鼻子、皮肤是视觉、听觉、味觉、嗅觉和触觉的感觉器官，相应地，视网膜、柯蒂氏器、味蕾、嗅上皮、梅斯纳小体等则是五种感觉的感受器。在大脑复杂行为的控制中，感觉器官对远距离刺激的感受和定位起重要作用。

感受器内有各种感觉的感受器细胞，主要的感受器细胞包括光感受细胞（视觉）、化学感受细胞（嗅觉、味觉和疼痛）、热感受细胞（热感觉、痛觉）和机械感受细胞（触觉、痛觉、听觉、平衡觉和本体感觉）。视觉、嗅觉、味觉、触觉和听觉以及平衡感分别由眼、鼻、口、皮肤和内耳的感受器细胞介导，其他体感形式，如热感觉、疼痛和本体感觉由分布在全身的感受器细胞介导。

5.2.2 感受器的换能作用

不同的感受器具有特异的形态结构和对特异的刺激形式的感受敏感性，感受器通过换能过程将刺激的能量变换成电信号，并最终如"型式性"学说所描述的那样，以不同发放频率的神经冲动传递所感受的刺激。实际上，感受器在感觉的形成过程中的主要作用是感受刺激、转换刺激能量形式。感觉的真正形成更多地要依赖于传入的途径和被激活的大脑皮层的部位。

感觉器官的感受器将不同的刺激能量转变为神经细胞的电脉冲活动，将能量转换为电信号，并沿着某种感觉系统的传到通路传输。换能过程是指外周刺激能量改变了感受细胞膜的通透性，一般是使 Na^+ 离子内流，K^+ 离子外流，导致膜电位去极化，产生感受器电位。感受器电位的幅值与刺激强度正相关，当感受器电位达到阈值后，感觉传入神经会产生神经脉冲，然后脉冲沿特定的上行传导通路传递到特定的感觉皮层。

在感觉系统中，感受器细胞将外周刺激能量转换成膜电位的变化信号后还需要将信号传给神经节细胞，达到动作电位阈值后，神经节细胞再产生动作电位将信息传递给中枢神经系统。各种感觉系统感受器和神经节细胞相互作用的机制并不相同。体感系统中的大多数感受器是背根神经节细胞轴突的末端特化，感受到刺激后膜电位会发生梯度变化，当达到动作电位阈值后神经节细胞会产生动作电位将体感信息传入中枢神经系统。嗅觉系统与体感系统类似，嗅上皮中的嗅觉细胞不仅将气味分子的刺激转换为膜电位的变化，而且还会产生动作电位将嗅觉信息传入中枢神经系统。

在躯体感觉系统中，触觉感受器是与感觉神经元的外周过程相关联的一种特殊的外周元件。在听觉和视觉系统中，存在一种不同类型的感受器细胞。在听觉系统中，感受器（毛细胞）直接在神经节细胞上建立突触，而在视觉系统中，一个中间神经元接收来自光感受器的突触，反过来又在视网膜神经节细胞上形成突触。听觉系统、视觉系统和味觉系统的感受器细胞（毛细胞、光感受细胞和味觉细胞）都不会产生动作电位，而是将膜电位的变化信号传递给近距离的靶神经节细胞。听觉系统和味觉系统的感受器细胞直接与神经节细胞的突起形成化学突触进行信息传递，将模拟信号（感受器细胞膜电位的分级变化）转换为数字信号（神经节细胞的动作电位）。视觉系统感受器视网膜则不是这样，光感受细胞（视锥细胞、视杆细胞）先将膜电位变化信号传递给中间神经元群（主要为双极细胞），信号经过中间神经元处理后再传递给视网膜神经节细胞，信号经过神经节细胞整合后再传递给中枢神经系统。

5.2.3 感觉信息编码

感觉系统感受的刺激信息虽然千差万别，但基本属性只有 4 个，分别是刺激的模态、位置、强度和时间，而且这些属性可以定量地和感觉相关联，分别由标记线性、空间、频率和时间编码模式来进行信息编码。

1. 刺激模态由被标记的线性代码编码

大多数感觉感受器对单一刺激能量具有最佳的选择性，这种特性称为感受器特异性。感受器反应的特异性是标记线性编码的基础，这意味着源于某种感受器的轴突作为一种模式特异性的神经通路发挥作用，轴突中必然传递特定类型刺激的信息。刺激一个特定的感觉神经线路，无论是自然的还是人工的直接电刺激，都会引起同样的感觉。最显著的一个例子是人工耳蜗的应用，电刺激听觉神经可以对内耳听觉感受器受损引起耳聋的患者发出不同频率的音调信号。如图 5.1 所示，两个背根神经节细胞（蓝色）传导触觉信息，而第三个细胞（红色）传导痛觉信息，实验表明，电刺激蓝色或红色通路上的神经细胞会和直接刺激皮肤上的触觉（温和刺激位置 1、2、3）或痛觉感受器（尖锐刺激位置 A、B）一样产生触觉和痛觉。每一类感觉感受器都与中枢神经系统中的不同

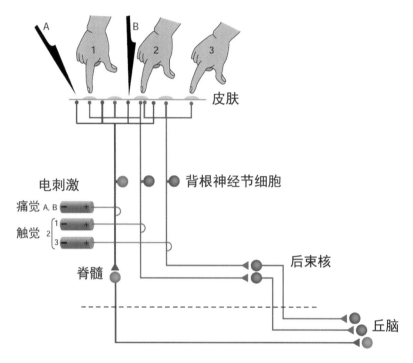

图 5.1　感受器形态及其与神经节细胞的关系

结构有联系，视觉或触觉的体验是因为特定的中枢神经结构被激活。因此，刺激模态由连接到特定感受器的神经线路来编码表达，这些神经线路称为感觉通路。

2. 刺激位置的信息由相应感觉神经元的空间分布编码

对于一个传入神经元，感受野取决于所有能影响其活动的感受器细胞的空间分布。神经元感受野大小不一，互有重叠，这是感觉分辨、协同和可塑性的基础。各种感觉通路上的神经元间的突触联系都是按一定的空间定位模式排布的，不同感受野的神经元激活能引起不同皮层部位的激活，从而感知不同位置的外周刺激。

体感和视觉系统中感觉神经元的感受野决定了刺激的空间分辨率。躯体感觉和视觉中感觉神经元的感受也为感觉信息指定了一个特定的地形位置。中枢神经系统中感觉神经元的轴突末梢以躯体为中心排列，提供了一个有序的感觉身体刺激区域的地图。

3. 刺激强度由感觉神经的动作电位频率编码

刺激强度越大，被激活的感受器细胞数量越多，感受器产生的感受器电位也越大，这使其传入神经元的放电频率也越高。因此，神经元放电频率能够反映刺激的强度。实验证实，在一定刺激强度范围内，刺激激活的传入神经元的放电频率与刺激强度的对数呈线性关系。

4. 刺激时间由感受器的适应率编码

刺激的时间特性被编码为感觉神经元活动频率的变化。长时间的刺激可导致感觉神经元放电频率的下降，这种现象称为适应。实际上，适应是一种"清零作用"，使感觉系统不要用精力去处理那些失去新意的陈旧性刺激，而有利于接受新的刺激。不同感受器的适应性不同，痛觉几乎不存在适应，这有利于对机体的防护。

5.3 听觉与平衡觉

听觉是人们五种有意识的重要的感觉系统之一，而平衡觉则是人们整天都在经历但很少意识到的感觉系统。听觉是由外耳收集声音、中耳放大声音、内耳感受声音、听神经信息传递、听觉中枢信息整合等一系列过程完成的；平衡感觉则是位于前庭的半规管感受头部倾斜和旋转的状态产生的。

大脑与听觉

5.3.1 声音与听觉

1. 声音频率与听觉

声音的频率是指声波的振动频率，也就是每秒钟内掠过人类耳朵的受压缩或变稀薄的空气小块的个数。声音频率的单位是赫兹（Hz），即声波每秒的振动次数，人类听觉可感受到的声音频率是 20～20 000 Hz，然而这个范围将随着年龄的增长而减小，因为人类随着年龄的增长将慢慢损失对高频声音的感知能力。人们感知到的声音的音调是由声音的频率决定的，例如，管风琴发出的使房间震颤的低音调大约是 20 Hz，短笛发出的尖锐的高音调频率大约是 10 000 Hz。我们听不到的低频段和高频段的声音称为次声波和超声波，这和我们眼睛看不到的红外线和紫外线类似。很多动物的声音感受域要远远超过人类，例如，狗可以听到 15～50 000 Hz 的声音，大象则是 1～20 000 Hz，海豚是 150～150 000 Hz，老鼠是 1 000～90 000 Hz，蝙蝠是 1 000～200 000 Hz，鸟类的听觉大多比人类差，但是其听觉感受细胞（毛细胞）可再生，听力不会随年龄退化。

2. 声音强度与听觉

声音的强度是指压缩的和稀薄的空气之间的压强差，因此又称为声压，单位为声压级，常用的单位为分贝（dB）。声音的强度影响感知到的声音的响度，强度越大响度也越高。单位分贝与听觉声音响度的关系如下：0～20 dB 时很静、几乎感觉不到，20～40 dB 时安静、犹如轻声絮语，40～60 dB 时为一般响度、普通室内谈话，60～70 dB 时吵闹、有损神经，70～90 dB 时很吵、神经细胞受到破坏，90～100 dB 时吵闹加剧、听力受损，100～120 dB 时难以忍受、待一分钟即暂时致聋。

3. 声音响度与听觉

人们感知到的声音响度，不仅同声音的声压级有关，而且同声音的频率有关，如图 5.2所示的等响曲线，描述了响度-声压级-频率之间的关系。就人类感知到的声音而言，声压级在 0 dB 以下的声音是"不响的"，120 dB 以上的声音响得耳朵发痛。但是，低于 20 Hz 和高于 20 kHz 的声音，无论声压级多高，也是"不响的"。人类的耳朵对 13 kHz 的声音最敏感，而对低频声和高频声都比较迟钝，尤其是在声压级不大时。为了建立基准，规定 1 kHz/0 dB 声压级所形成的响度为 0 方。另外，毛细胞随着年龄的增长会逐渐死亡，而且感受高频声音的毛细胞越先消亡，所以随着年龄的增长，我们将逐渐失去高频声音的感知能力，过了 24 岁通常听不到超过 16 kHz 的音频。

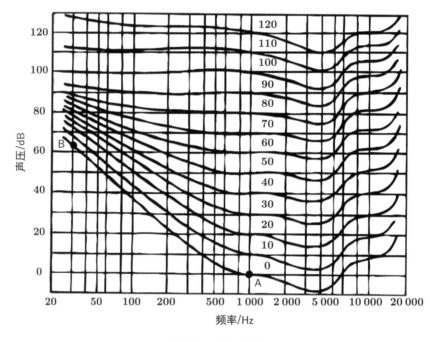

图 5.2　等响曲线

5.3.2　耳朵与声音感知

声音由交替的压缩和稀薄的弹性介质空气小块传播组成，并以 340 m/s 的速度在空气中传播能量。要听到声音，耳朵必须捕捉到这种机械能，将其传送到耳朵的声音感受器，并将其转换成适合神经系统分析的电信号。这三个任务分别是由外耳、中耳和内耳来完成的，如图 5.3所示，外耳捕捉声音、中耳放大声音、内耳感知声音、基底膜对声波信息编码。

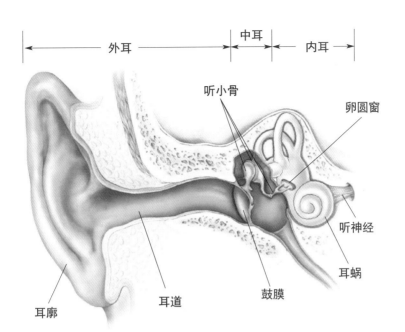

图 5.3　耳的结构

1. 听觉信息的传递通路

声音诱发的神经冲动按照频率定位从耳蜗听毛细胞到听皮层大约要经过四级神经元的传递，如图 5.4所示。第一级神经元是螺旋神经节的双极神经元；第二级神经元是耳蜗背、腹核的神经元；第三级神经元是下丘的神经元；第四级神经元是内膝状体的神经元；最后到达大脑皮层颞横回的听区。其途径是：听毛细胞—螺旋神经节及听神经—耳蜗核—上橄榄核—外丘系及外丘系核—下丘—内膝状体—听皮层。听皮层主要由 Brodmann 41 区、42 区和 22 区构成，其中，41 区是听的接受区，称为听觉初级感觉皮层；42 区和 22 区是听觉的联络皮层。内膝体的纤维主要传递信息至 41 区，少量达听觉联络皮层。

听觉传导通路中的多次交叉使一侧的声音信息可以传入到大脑皮层的两个半球，使听觉中枢两耳共享。这样，一侧耳接受长时间刺激后产生听觉适应时，对侧耳也发生适应；一侧耳接受长时间强声音刺激后引起听阈下降，对侧耳也同样发生听觉疲劳；但一侧听皮层损伤不会引起严重耳聋。

2. 听觉中枢神经元的音频定位

听觉各核团的神经元按感受声音的频率特性排布。例如，耳蜗核的背部感受高音，腹部感受低音；下丘中央核的背部感受低音，腹部感受高音；内膝体的中央区和腹部感受高音，背侧和外周感受低音；在听皮层，低频达颞横回 41 区的前内侧部，高频达颞横回 41 区的后外侧部；低频更多达听周皮层，高频率更多达初级听皮层，如图 5.5所示。

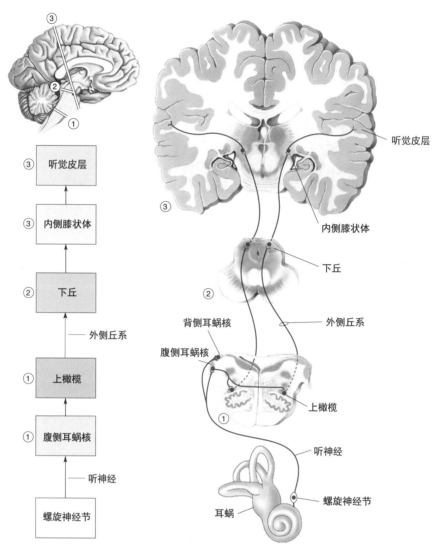

图 5.4 听觉通路

5.3.3 人工耳蜗

  人工耳蜗是一种电子装置，由体外言语处理器将声音转换为一定编码形式的电信号，通过植入体内的电极系统直接兴奋听神经来恢复或重建聋人的听觉功能。近年来，随着电子技术、计算机技术、语音学、电生理学、材料学、耳显微外科的发展，人工耳蜗已经从实验研究进入临床应用。现在全世界已把人工耳蜗作为治疗重度聋至全聋的常规方法。图 5.6 是一个典型的人工耳蜗装置，包括如下部分。声音处理器：捕获声波并将其转换为数字编码。线圈：经数字编码的声音通过位于植入体上方的线圈从声音处理器传送到植入体。植入体：将数字编码后的声音转换为电信号，并沿着位于耳蜗（内耳）内的电极组传送。听神经纤维：植入体的电极刺激耳蜗的自然听神经纤维，听神经

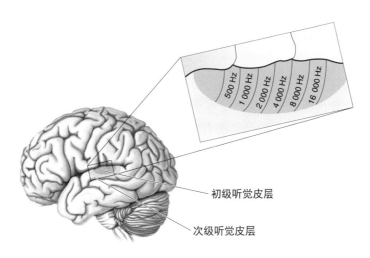

图 5.5　听皮层感受声音频率的特性分布

纤维然后将电信号传送到大脑，由大脑将其破译为声音。远程助手：通过远程助手或直接在声音处理器上控制听声，例如，改变听声程序或调节听声响度。

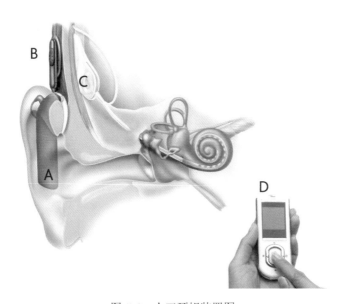

图 5.6　人工耳蜗装置图

（A+B：佩戴在耳后的外部声音处理器和线圈。C：一个体内部件，即植入体，置于耳后皮肤下。D：手持式远程助手）

5.3.4　听声辨位

　　听觉的另一个重要功能是进行空间定位，基于听觉的空间定位通过双耳信息整合，包括耳间时差：声音到达两耳的先后顺序和间隔时间；耳间强差：声音在两耳分别产生的信号强度不同。对于低频声音,通过声音传入左右耳的时间差来分辨来声位置,分辨率为 10 μs,而对于高频声音,通过传入左右耳声音大小差异来辨别来声位置,分辨率为 1 dB。

听觉定位的神经编码有时间同步编码、信号强度编码。图 5.7是美国加州理工学院的 Mark Konishi 提出的模型,解释了猫头鹰脑干中的神经元如何通过同步检测器来编码耳间时间差。该模型中听觉神经系统有同步检测器,只有两耳的听觉信号同时输入才能被激活;当声源位于正前方时(图 5.7(a)),这时正中的同步检测器神经元被激活,因为刺激同时到达每个耳朵,而当声源位于一侧时(图 5.7(b)),偏离到中心对侧的同步检测器神经元被激活,这时大脑进行耳间时差检测以分辨声源的水平方位。耳间强度检测则通过信号强度编码,声音强度由神经元的发放频率进行编码,输入信号越强细胞放电频率越高,下游神经元结合双耳信号的发放频率编码的差异来确定声源的竖直位置。

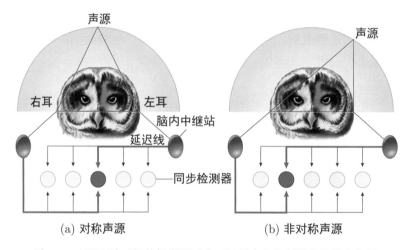

图 5.7 双耳到达时间的轻微不对称可以用来定位刺激物的横向位置

听觉定位的神经编码具有如下特点:① 空间信息编码有两种,水平方向为时间同步编码,而垂直方向为信号强度编码;② 分布式特点,分别处理听觉的时差和强差信息再进行整合;③ 听觉定位的神经系统位于较为低级的脑干中,仅解决了"在哪里"的问题,对于解决"是什么""该如何反应"等问题,需要在更高级的皮质区域进行信息处理。

5.3.5 平衡觉

保持身体平衡是一切动物所具备的重要功能之一。尤其是人类,为了克服重力的吸引作用,保持身体的姿势和准确而协调地完成各种动作,需要具备平衡感觉来调节和维持身体的平衡。平衡觉是由于人体位置重力方向发生的变化刺激前庭感受器而产生的感觉,又称静觉。平衡觉的感受器是内耳的前庭器官,可以感受身体的位置姿态信息,同时还需要视觉和本体感觉的信息来调控身体的姿态以维持平衡。不论在静止或运动时,这三种感官不断发出井然有序的信息传到中枢，三者在脑干密切联合，通过反射运动共同调节身体与空间定向的关系。平衡感对人体位置姿态的调节随时都在极其自然地进行着，并不为人们的意识所察觉。

图 5.8 展示了位于人的内耳的前庭器官，包括椭圆囊、球囊和 3 个半规管。半规管位于 3 个相互垂直的平面上，是反应身体（或头部）旋转运动的感受器。半规管的感受器是按照惰性规律发生作用的。在加速旋转运动时，半规管内的液体（内淋巴）推动感觉纤毛，使其产生兴奋，但等速运动并不引起兴奋。椭圆囊和球囊内部有耳石器官，其感受器位于膜质小囊里，由感觉细胞和支持细胞构成。耳石含有极微小的晶体，位于上述两种细胞之上。在发生直线的位移、圆形运动或头部及身体的移动时，晶体的位置发生变化而引起前庭内感受器的兴奋。

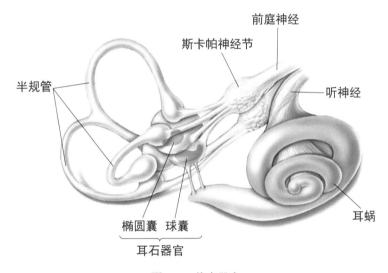

图 5.8　前庭器官

前庭器官与小脑有密切联系，刺激前庭器官所产生的感觉在重新分配身体肌肉紧张度、保持身体自动平衡等方面起着重要的作用。前庭感觉也与视觉有联系，当前庭器官受刺激时，可能会使人看见物体发生位移的现象。前庭器官也与内脏器官有密切联系，如晕船或晕车等，是由于前庭器官感受到运动，但是视觉认为我们静止，两者发生冲突所致，可以产生恶心、呕吐等现象。平衡觉的研究在航空、航海方面有着重要意义。例如，为了适应航空及宇航飞行的需要，生理心理学必须研究加速度以及失重、超重等现象对人的心理的影响。

5.4　触觉和痛觉

人们仅靠眼睛和耳朵感受世界是不够的。眼睛和耳朵只能认识到物体的形状和声音，而躯体感觉器官会告诉我们物体的软和硬、黏和滑、有无弹性等质感，使我们对外

大脑与触觉

界的认识更全面。躯体感觉系统给人们带来生命中一些最愉快和最痛苦的感受，但不同于其他感觉系统，它的感受器不是集中在局部特殊的组织，而是分布于整个机体，而且刺激源也分很多种，因此它不是单独的一种感觉，而是分为多种。其中，触觉、热感觉、痛觉和躯体位置觉（本体感觉）是躯体最经典的感觉。实际上，躯体感觉包含除视觉、听觉、味觉、嗅觉和前庭平衡觉以外所有的感觉，仅有视、听、嗅、味、触 5 种感觉这个概念是一种简单的统称。

5.4.1 触痛感知

如上所述，躯体感觉有多种类型，不同类型的躯体感觉取决于不同的感受器、不同的神经传导通路和不同的脑部中枢。躯体感觉的感受器位于皮肤下的肌肉与骨骼的连接处。如图 5.9所示，触觉是由皮肤中的特殊受体发出的，包括迈斯纳（Meissner）小体、梅克尔（Merkel）小体、环层（Pacinian）小体和鲁菲尼（Ruffini）小体。这些感受器在适应的速度和对各种触摸的敏感度上是不同的，例如减压或振动。梅斯纳触觉小体位于无毛皮肤的真皮乳头处，对触压刺激最敏感，可探测到轻微的接触，感受野小而局部，适应速度快；环层小体位于皮肤下层，可探测深层的压力，对震动刺激敏感，感受野大，适应速度快；梅克尔小体位于皮肤的底层，对持续性压刺激敏感，感受野小而局部，适应速度慢；鲁菲尼小体位于皮肤的深层，可探测温度，而且对牵拉性刺激敏感，感受野大，在无刺激时也常有无规则性电活动。

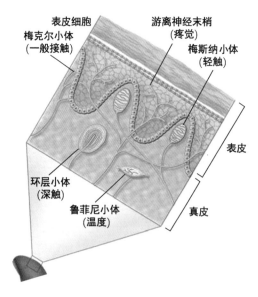

图 5.9　皮下感受器

疼痛是由痛觉感受器——游离神经末梢发出的，是机体受到伤害性刺激时所产生的不愉快的主观感受。痛觉提供躯体或内脏受到损伤的信号，是一种非常重要的保护和警戒信号，促使机体及时地脱离或处理某种损伤媒介的作用。如果没有痛觉，机体是很难自我保护和生存的。痛觉感受器有三种类型：对热或冷做出反应的热受体，对剧烈机械刺激做出反应的机械受体，以及对包括热、机械损伤和化学物质在内的各种有害刺激做出反应的多模态受体。疼痛的体验通常是由身体在受伤后释放的化学物质，如组胺引起的。疼痛的感觉中有多种成分，既有生理性痛觉，又有由于疼痛产生的情绪变化以及包括自主神经系统在内的全身一系列反应，因此疼痛的感知有生理学和心理学的特性，痛觉易被体验但不易被定义。

5.4.2　触觉

广义的触觉包括深感觉和浅感觉。深感觉即深层的本体感觉，浅感觉包括痛觉、温度觉、触觉和压觉。如图 5.10所示，触觉感觉传导通路可总结为三级传导，二次接替，一次交叉，对侧管理。通路一般由三级神经元组成：第一级神经元的胞体在脊神经节（躯体触觉）或脑神经节内（头面部触觉）；第二级神经元在脊髓后角（躯体触觉）或脑干的脑神经感觉核中（头面部触觉），二级纤维在脊髓（躯体触觉）或脑干交叉（头面部触觉）；第三级神经元在丘脑腹后核团，第三级纤维经内囊上传至大脑感觉区（中央后回，Brodmann 1，2，3 区）。

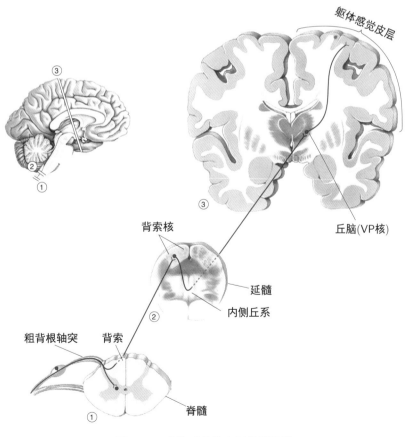

图 5.10　皮肤感觉的上行传递途径

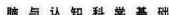

5.4.3　痛觉

痛觉和触觉均为躯体感觉，但其神经传导通路虽然看起来相似，其实完全不同。首先，疼痛和温度信息先传到脊髓丘脑束，然后到达丘脑的板内核和腹后核，最后到达位于中央后回的初级感觉皮质。许多丘脑的核团参与痛觉的传递和整合，丘脑的腹后核团接受快痛信息的传入，丘脑的板内核团则接受慢痛信息的传入。此外，痛觉信息还会传到前扣带回等边缘系统脑区，进而产生与痛觉相伴的情绪反应。

"牵涉性疼"是指本来是某些内脏疼痛，而患者却感到并自述自己某处肢体疼。例如，心绞痛可牵涉到左肩、左上肢或胃部疼。内脏痛觉主要是通过交感神经和迷走神经的传入纤维传入的。"牵涉性疼"可能是由于内脏痛觉和相关肢体的感觉传入在传入通路的某个水平的中间神经元上发生突触交汇或易化造成的。突触交汇是痛觉的传入和相关肢体部位的感觉两种传入纤维都投射到一个中间神经元，由后者传入并上行达大脑皮层，于是可能给感觉皮层一个错觉，甚至往往感到相关肢体部位"疼痛"更明显些。这是"牵涉性疼"的汇聚-投射假说；来自内脏痛觉的神经冲动没有与相关部位躯体的传入汇聚到一个中间神经元，但其侧支却易化了相关部位躯体的传入通路的中间神经元，致使皮肤感觉传入的中间神经元被来自内脏痛觉的神经冲动所兴奋，于是产生了"牵涉性疼"。这是"牵涉性疼"的易化-投射假说。汇聚和易化可以发生在痛觉传递系统的任何水平或核团，例如，脊神经节、脊髓背角、丘脑和大脑皮层。

"幻肢疼"是指患者可以感觉到已经不存在的肢体（如手术切除之）仍然有明显的疼痛感。例如，将食指浸入冰水中，疼痛会扩散到其他不在冰水中的手指，即使是这些手指事前麻醉了，也将如此。肢体可以不存在了，但原肢体在中枢的感觉通路还存在，类似感觉系统"牵涉性疼"的汇聚和易化同样可以发生。况且患肢的疼痛感觉已经给大脑皮层留下"深刻印象"，这使感觉皮层更容易发生感觉的"误会"。

5.4.4　痒觉

除了痛觉，动物还需要感知对身体比较轻微的、潜在有害的刺激。例如，蚊虫叮咬、蚂蚁爬过、真菌感染（例如各种癣）、植物的毒液等，这些伤害不至于致命，但是也可能对身体造成一定程度的局部损害，所以也不能置之不理。这种只是提醒身体有不良刺激存在，不需要身体做出激烈的反应的感觉就是痒。动物对痒的反应不是逃离刺激源，而是伸向刺激源，这就是抓挠。

痛是使动物产生逃避反应的不愉快刺激，而痒则是使动物产生抓挠行为的不愉快刺激。

痛和痒形成的微观机制是不同的。痒并不是"微痛"，或者疼痛的弱化版。

当然，痒感的受体也不是一成不变的，如今的人类跟 500 万年前的人类，在受体方面就已经有了不同，毕竟那个时期人类茹毛饮血、露天席地，随时受到各种动植物袭扰，而今天人们生活条件变化，很多受体的作用已经退化。

5.5　嗅觉和味觉

嗅觉和味觉感受的是化学分子的刺激。嗅觉和味觉系统在进化中比较古老。它们为个体的饮食"把关"，关系到个体的摄食行为。嗅觉感受器和味觉感受器对某些化合物分子具有高度的敏感性。嗅觉和味觉常常相伴，不同处在于刺激它们的物质分子的形式。嗅觉的适宜刺激主要是呈气态的、有机的、可挥发性化合物分子，刺激源常常离嗅觉感受器有一定的距离；味觉的刺激物质一定在味觉感受器的附近。刺激物质可以是有机物，也可以是无机物，多为可溶性分子。与其他感觉相比，嗅觉和味觉有两个特性，它们的感觉适应是非常快的。

大脑与嗅味觉

5.5.1　嗅觉

嗅觉是一种更加原始的感官，不仅能感受到气味，而且会潜移默化地影响我们的情感、记忆和社交能力。

嗅上皮僧帽细胞和蓬头细胞的轴突构成嗅神经束，在前脑的底部走行进入大脑，与脑的梨状区、杏仁核团、扣带回和海马回发生联系，构成所谓的嗅脑，如图 5.11 所示。梨状区被认为是初级嗅感觉皮层。嗅脑在进化上是非常古老的，许多低等动物具有良好的嗅觉，灵长类的嗅觉相对是不敏感的。可能嗅觉与所谓的边缘系统（参与情绪的调控）关系密切，所以心理因素对嗅觉功能影响非常明显，嗅觉通路如图 5.12所示。

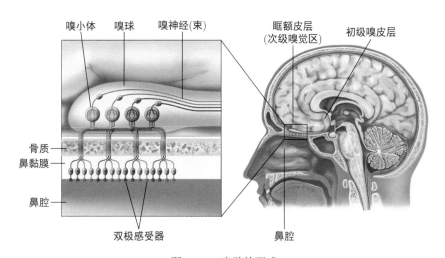

图 5.11　嗅觉的形成

嗅觉的特点：① 感受器直接暴露于外界；② 嗅神经不经过下丘脑直接到达初级嗅皮质。

鼻黏膜中有超过 1 000 种的感受器（双极神经元），所产生的感觉信息传递到嗅球中的嗅小体进行整合，进一步通过嗅神经传递至嗅皮质。

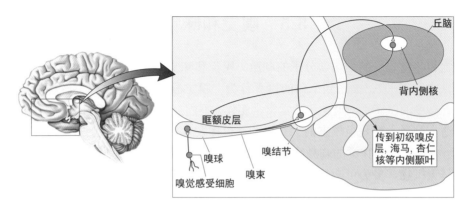

图 5.12　嗅觉的传递途径

初级嗅皮质与探测气味变化相关，而次级嗅皮质与分辨气味类型相关。

气味与个人记忆存在密切联系，其原因在于嗅皮质与边缘系统的直接连接，而后者是记忆和情绪主要涉及的一个区域。

嗅上皮嗅觉细胞的轴突构成嗅神经束，经嗅球中转，在前脑的底部走行进入大脑，与脑的梨状区、杏仁核团、扣带回和海马回发生联系，构成所谓的嗅脑。嗅脑在进化上是非常古老的，许多低等动物具有良好的嗅觉，灵长类的嗅觉相对是不敏感的。嗅觉与边缘系统参与情绪调控的杏仁核以及与记忆相关的海马关系密切，所以嗅觉对情感和记忆功能的影响非常明显。

5.5.2　味觉

和嗅觉一样，味觉也是一种化学感觉，而且也具有很强的适应性和敏感性。味觉在摄食调控、机体营养及代谢调节中均有重要作用。味觉和嗅觉常常相互影响，二者在功能上相互配合。

1. 味觉感受器与味觉感知

味觉的感受器是味蕾，主要分布在舌表面和舌缘，口腔和咽部黏膜的表面也有零散分布。儿童的味蕾比老年人分布得要广泛，老年人的味蕾因萎缩而减少。如图 5.13 所示，人类的味蕾总数约有 8 万个，均由酸、甜、苦、咸、鲜 5 种基本味觉感受细胞和其周围的支持细胞和基细胞构成。味觉感受细胞的顶部有纤毛，被称为味毛，味觉细胞都有一个细长的双极形状，从味蕾的上皮开口一直延伸到味蕾的基部。在舌表面的水溶性物质能通过味蕾上皮表面的味孔扩散至味蕾的内腔，与味觉细胞味毛的膜相接触，引起味觉感受细胞去极化而兴奋。和听觉系统的毛细胞类似，味觉细胞属于非神经上皮细胞，没有轴突，其周围分布着味觉传入神经末梢，两者之间形成轴突联系，后者接受味觉信息并将信息通过味觉传导通路传入味觉中枢，形成味觉。

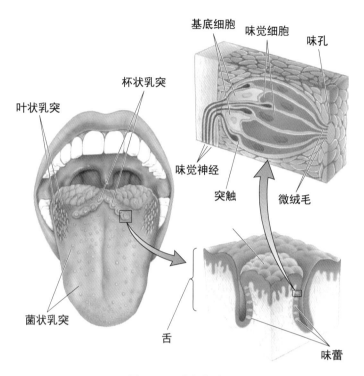

图 5.13　舌上的味觉

2. 味觉神经传导通路

如图 5.14所示，面神经、舌咽神经和迷走神经把味觉信息传递到脑干，达孤束核并在此换神经元，纤维交叉后，继续把信息传入丘脑的腹后内侧核，然后由后者的神

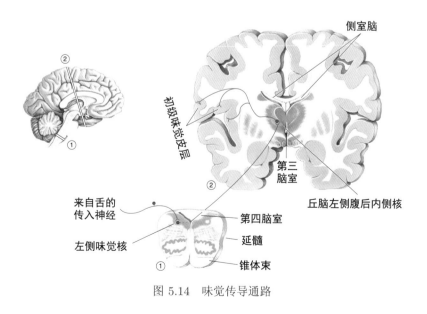

图 5.14　味觉传导通路

经元分别投射到大脑皮层的中央后回与面部感觉相邻的部位和岛叶，后者位于第 2 体感区的吻侧。这些皮层有许多对味觉刺激高度敏感的神经元。其中有的神经元仅对一种味觉刺激起反应，有的神经元不仅对味觉刺激起反应，同时也对温度和机械刺激起反应。

3. 味觉信息编码

单个味觉纤维对一种刺激的反应最好，但也对其他类型的味觉刺激有不同程度的反应。对盐（咸味）有强烈反应的纤维也可能对酸（酸味）有反应，而主要对酸有反应的纤维也可能对苦味刺激产生反应。这意味着每根纤维都接收来自一组具有反应特异性的味觉细胞群的信号。此外，不同的味觉是由整个纤维群中不同的活动模式或不同但重叠的纤维组的激活而编码的。在这方面，味觉编码可能类似于其他系统中的感觉信息编码，如视觉和听觉系统。

5.6 联觉和直觉

5.6.1 联觉

感觉整合与联觉

在日常生活中，人们利用多种感觉通道信息（如视觉信息、听觉信息、嗅觉信息、触觉信息等）对外部世界进行感知。例如，在行走过程中，利用肌肉的本体感觉信息和前庭感觉信息等多种感觉信息对自身行走的速度进行感知。这些由不同通道所提供的信息，似乎是冗余的。然而，大量的行为研究结果却显示，这些冗余信息对于同时呈现的多种感觉信息的判断更准确、响应更快速。这种将来自多种感觉通道的冗余信息有效地整合为统一、连贯、稳定的知觉信息的现象，称为多感觉整合。

然而，各种感觉之间会产生相互作用的心理现象，即对一种感官的刺激作用触发另一种感觉的现象，在心理学上称为"联觉"现象，又称为"通感"。最常见的联觉是两种感官之间的连接，如"色-听"联觉，即对色彩的感觉能引起相应的听觉，现代的"彩色音乐"就是这一原理的运用。

听觉与嗅觉、味觉之间存在着密切的有机联系。不同的背景声音能影响嗅觉或味觉感受。触觉也通常改变听觉。

色觉会影响触觉，如色觉兼有温度感觉，例如，红、橙、黄色会使人感到温暖，所以这些颜色被称作暖色；蓝、青、绿色会使人感到寒冷，因此这些颜色被称作冷色。还有一种色觉称为"光幻觉"，可伴有味、触、痛、嗅或温度觉。人们在绘画、建筑、环境布置、图案设计等活动中经常利用联觉现象，以增强相应的效果；有些画家进行过联觉实验，比如用鲜明的色调对比引起一种非视觉的反应；联觉还被许多诗人用作一种创作手段。

人的联觉能力是各神经元和大脑区域之间的互相联动的结果，也受先天和后天的影

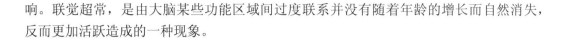
响。联觉超常，是由大脑某些功能区域间过度联系并没有随着年龄的增长而自然消失，反而更加活跃造成的一种现象。

5.6.2 直觉

信息素（Pheromone）是指一种由动物体分泌出来且具有挥发性的性外激素，它可使同种动物在不同个体之间，透过嗅觉的作用而传递信息，产生行为或生理上的变化。它源于体内的类固醇，可以从汗腺及皮肤表层细胞中发散，直接影响脑部负责情绪的潜意识层。信息素具有同种生物间沟通信息的作用，如聚集、追踪、警报、诱导异性。在哺乳类动物中，通过唾液、汗液和尿液释放，接受方通过犁鼻器接受。

信息素的运作不需要任何辅助的气味，它就像心底的声音，但它更像是五感之外的第六感，影响人类的潜意识，也影响动物族群之间的发展、繁衍、团结、养育他们的下一代。

直觉是指不经过分析推理的特殊思维方式，它是基于人的职业、阅历、知识和本能存在的一种思维形式。直觉具有迅捷性、直接性、本能意识等特征。直觉作为一种心理现象贯穿于日常常见的文字、报纸、杂志、图像和预感（做梦）存在于日常生活、事业和科学研究领域。

也有人认为，直觉是人类的第六感觉。直觉难以捕捉却在不在意的时候，直接起到特殊作用。直觉突现于人类的大脑右半球逻辑思维方式，它是对于突然出现在面前的事物、新现象、新问题及其关系的一种迅速识别、敏锐而深入洞察，直接的本质理解和综合的整体判断。简言之，直觉是一种人类的本能知觉。

当然，直觉是由脑中若干记忆碎片，与五感接收到的信息，综合在一起，跳过逻辑层次，直接将这些信息综合的结果反射到思维之中，其结果的准确程度在很大方面取决于一个人的阅历和判断能力。

直觉是可以通过训练提高的，直觉学习是指经验或训练引起的个体对感觉信息加工能力的改变（多指提高），对于人类的生存与各项技能发展都非常重要。

5.7 初级感觉与运动皮层

大脑皮层的躯体感觉区有两个，其中，初级躯体感觉中枢位于大脑皮层的中央后回，即 Brodmann 1，2，3 区，次级躯体感觉中枢位于大脑皮层的中央后回的底部，即 Brodmann 2 区的最下部。如图 5.15所示，初级躯体感觉代表区位于大脑皮层的中央后回，有三个基本特点：① 交叉，即一侧脑区接受对侧躯体感觉的传入，但头面部的传入是双侧的；② 感觉的机能定位是"倒立的小人"，但头面部是"正立"的；③ 皮层投射代表区的大小不与该躯体面积成比例，而与感觉灵敏度正相关，大拇指和舌头的感觉投射代表区与整个躯干代表区大小差不多。这表明感觉灵敏的躯体区域具有较多的躯体感觉感受器，即有更多的传入神经元和较多的传入神经纤维，从而投射到脑皮层形成较大的感觉区。

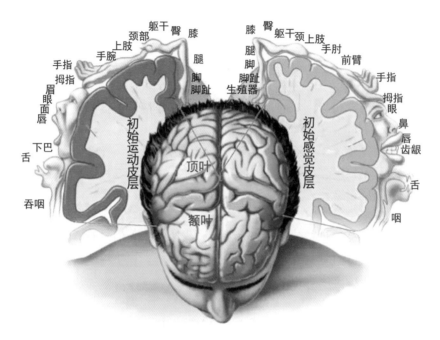

图 5.15 初级感觉与运动皮层

5.8 运动与控制

神经传导通路可分为上行传导通路（感觉传导通路）、下行传导通路（运动传导通路）和更复杂的并行等交互通道。如前所述，上行传导通路又分为：① 本体感觉和精细触觉传导通路；② 痛觉、温度觉和粗触觉传导通路；③ 视觉传导通路和瞳孔对光反射通路；④ 听觉传导通路；⑤ 平衡觉传导通路。下行传导通路分为：① 锥体系；② 锥体外系。传导均是由反射弧完成基本反射弧：外界刺激 → 传入神经 → 神经中枢 → 传出神经 → 效应器。这里的效应器指的就是人体可以运动的部分。

各种形式的运动都产自控制一个或者一组效应器肌肉状态的变化，肌肉由可以改变长度和张力的弹性纤维组织组成，这些纤维组织与骨骼在关节处相连，并通常组成拮抗的一对，可以使效应器收缩或伸展。肌肉和神经系统间基本的相互作用是通过 α 运动神经元产生的。α 运动神经元起源于脊髓，通过脊髓腹根，终止于肌肉纤维。α 运动神经元的动作电位使其释放神经递质乙酰胆碱，该神经递质的释放使肌肉收缩产生运动。

α 运动神经元有很多输入来源，在最低水平上接受来自肌肉自身的输入，更多的是接受脊髓下行纤维和脊髓各部分的中间神经元的输入。下行神经纤维起源于一些皮质和皮质下结构，发出的信号可能是兴奋性的或抑制性的。

5.8.1　下行传导通路

如前所述，下行传导通路分为锥体系和锥体外系，如图 5.16所示。

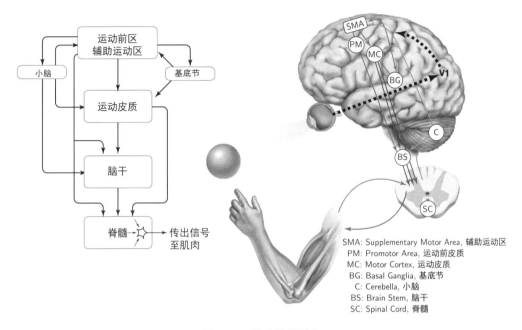

SMA: Supplementary Motor Area, 辅助运动区
PM: Promotor Area, 运动前皮质
MC: Motor Cortex, 运动皮质
BG: Basal Ganglia, 基底节
C: Cerebella, 小脑
BS: Brain Stem, 脑干
SC: Spinal Cord, 脊髓

图 5.16　运动神经系统

锥体系由中央前回（4 区）、前运动皮层和辅助运动区（6 区）、后顶叶（5 区和 7 区）和额叶眼区（8 区）等皮层的锥体细胞（大、小锥体细胞）和梭形细胞发出的轴突组成，主要是管理骨骼肌的随意运动（中央前回发出纤维直接控制骨骼肌的运动，而其他的运动皮层、基底节和小脑只是起到运动计划的产生和调控的作用。其中，中央前回不同部位神经元支配的相应人体区域如图 5.15所示。）

锥体系分为皮质核束和皮质脊髓束，其中，皮质核束终止于脑神经运动核，支配头面部骨骼肌的运动；皮质脊髓束又包括皮质脊髓侧束和皮质脊髓前束，皮质脊髓侧束贯穿脊髓各个节段，对侧支配四肢、手指、脚趾等骨骼肌的运动，皮质脊髓前束终止于上段胸髓，双侧支配躯干骨骼肌的运动。

锥体外系是指锥体系以外的所有躯体运动的传导通路，涉及丘脑、基底节（纹状体、网状结构、黑质、红核）、脑桥核、下橄榄核、小脑等结构，主要功能是调节肌张力、协调肌的运动、维持体态姿势、担负半自动的刻板运动和反射性运动等。运动皮层发出纤维在上述结构处换元后再发出纤维，部分纤维组成环路对运动皮层进行直接调节（如纹状体环路），部分纤维下行至脊髓，对脊髓前角运动神经元进行功能调节（如前庭脊髓束、网状脊髓束等），基底节的生理机能使其能完美地运行。

5.8.2 运动层级与控制

神经系统的运动控制方式具有分布式、跨越不同层级的特点：位于底层的脊髓不仅提供了神经系统和肌肉的连接，而且简单的反射运动也在这一水平进行控制；位于最高层的是大脑皮质，主要负责对当前感觉输入信息的处理以及对运动目标的执行和计划（联合皮质），在小脑和基底神经节的辅助下，运动皮质和脑干将动作指令转换为运动。

神经系统的层级化结构实现了分布式控制运动控制：最高层的神经系统并不关心运动的细节，而是控制低层级的神经系统，后者将运动控制信息转变成具体动作。例如，皮质可以通过额外的手段调节低层级神经系统的运动，从而使得运动具有更大的灵活性，对于同样的感觉信息输入，可以输出多种不同的运动方式。

试想，一个学生正忙着在计算机前查资料，他决定停下来喝一口水，为了完成这一决定，必须把手从鼠标上移到水杯的位置。完成这一任务，至少可以两种方式表征，一种是比较鼠标和杯子的位置，计划运动的轨迹，也就是手从键盘和杯子的运动路线；另一种是对于杯子的位置，发出的运动指令仅与肢体位于那一位置时的状态有关。基于轨迹的和基于位置的，都可能存在于不同的运动层级。

运动的规划和学习可以发生在各个层级上，最底层是实现一个特定动作的具体指令，最高级的是动作目的的抽象表征。通常多个动作可以实现同样的目的。动作学习发生在所有的层级，如果最底层的运动指令很好地建立了，那么运动学习可能倾向于更抽象的表征而不涉及肌肉本身。

运动系统框架如图 5.17 所示。联合皮层：产生运动目标。基底节：动作之间转换。辅助运动区：基于内部目标、定势、习得模式的运动选择。运动前区：基于外部刺激信息的运动选择。外侧小脑：运动模式的准备。运动皮层：激活肌肉。小脑中间地带：运动模式的执行和校正。这一框架对人机系统设计有重要的启发。

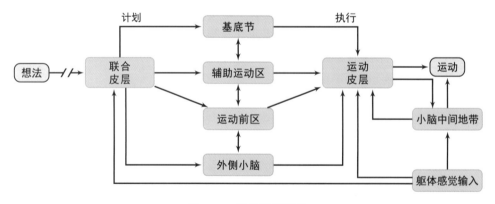

图 5.17　运动系统框架

习　　题

1. 比较听觉系统和视觉系统的功能组织，描述其异同。

2. 描述嗅觉系统和味觉系统的神经通路。

3. 描述耳蜗基底膜的音频编码机制。

4. 锥体系和锥体外系运动通路有何不同？

5. 一个司机在驾驶过程中，突然发现有动物挡在行驶路线前方，随即做出了减速后安全变道的行动。请结合本章介绍的内容，分析这种情况下神经系统的工作过程，并指明其中的信息流动顺序以及相关信息处理加工的神经结构和功能。

6. 对于一个控制无人驾驶车辆的人工智能系统，至少需要包括哪些层级化的功能？

第 6 章 注意与意识

6.1 注　　意

注意与变化
视盲

注意是指将知觉集中于一个刺激、思想或行为上，同时忽略其他不相关的刺激、思想或行为的能力。

注意分为两大类：主动注意和反射性注意。主动注意：自上而下、目标驱动，有依赖任务的、主动有意识地聚焦于某一对象的注意力。反射性注意：自下而上、刺激驱动，由外界刺激驱动的注意，不需要主动干预，被某个感觉事件捕获注意，会出现返回抑制现象。刚被反射性注意关注的位置经过一定的时间后被抑制，会导致对此处出现的刺激的反应变慢。如果一个对象的刺激信息不同于其周围信息，一种无意识的门控机制就可以把注意力转向这个对象。不管这些注意力是有意还是无意，大部分的人脑活动都需要依赖注意力，比如记忆信息、阅读或思考等。

在现实生活中，大脑允许有限的信息进入大脑中，即选择性注意，将注意聚焦在某个特定的位置、客体、信息上，这也是适应环境的方式。在视觉休息中，通过眼动将注意从一个位置转移到另一个位置的过程称为外显型注意。内隐型注意发生在没有眼动参与的注意转移过程中，分配性注意是指同一时间内注意多件事情。

注意与意识相互调节。人类的意识状态可区分为无意识、现象意识与通达意识。现象意识是指感觉与感受的直接体验，而通达意识是指可以报告那些我们感知到的事物，可通达于思想与语言，并基于它们指导行动。图 6.1 表明意识中自下而上的刺激影响与自上而下的注意制约间存在的相互作用，刺激的显著性与自上而下的主动注意控制相互作用产生不同程度的大脑活动，从而产生不同程度的意识状态。该模型包括无意识阈下加工、现象意识加工和通达意识加工三个模块。阈下弱刺激在注意和非注意状态下产生的大脑活动均为无意识状态，强刺激产生的大脑活动有明显的感觉加工，但只有在自上而下的注意对其信号进行放大的情况下才会产生通达意识状态，否则为现象意识或前意识状态。

注意是心理活动对一定对象的指向和集中。注意具有三种功能：① 选择功能；② 保持功能；③ 调节和监督功能。注意属于认知过程的一部分，是一种导致局部刺激的意识水平提高的知觉选择性集中。例如，侧耳倾听某人的说话，而忽略房间内其他人的交谈。在与人类意识有关的许多认知过程（决策、记忆、情绪等）中，注意被认为是最具体的，与知觉密切相关。

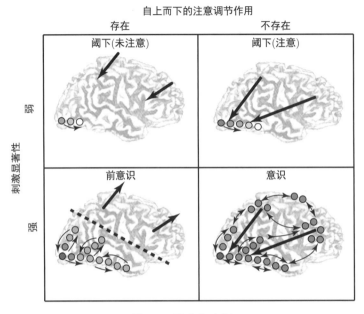

图 6.1　注意与意识

6.2　注意与分辨

图形分辨根据有无注意力参与可分为两种，见图 6.2。图 6.2(a) 很容易看到中间的不同区域，不需要刻意去注意，而图 6.2(b) 左边一个不同区域是需要刻意注意才能分辨的。

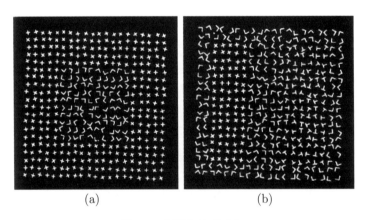

图 6.2　视觉与注意感知

6.3　注　意　网　络

人脑集中注意力在一个任务时，大脑相应区域的活动明显比不注意或注意不足时增强很多。注意执行能力可以通过训练提高，也能促进记忆和学习能力。

注意有三个成分：警觉、选择和加工能力。相应地，注意网络也分为三个子系统（三个网络）：警觉网络、定向网络和执行功能网络。执行功能即解决冲突的能力，注意的执行功能网络直接关系到一个人的自我调节能力，即认知、情绪和社会行为的自我控制和平衡能力。执行功能网络主要涉及额叶皮层、前扣带回和基底节。定向网络主要包括上顶皮层、丘脑枕核和上丘。警觉网络则主要涉及丘脑、大脑右侧额叶区等，如图6.3所示。但以上这些注意网络的结构定位规律需要通过系统的脑功能成像研究来确认。执行注意（冲突解决）的脑内关键区域是大脑中部的区域——前扣带回（Anterior Cingulate Cortex, ACC）。注意网络中的关键脑区前扣带回通过调控认知和情绪等相关脑区在人的日常活动中起了十分关键的作用。

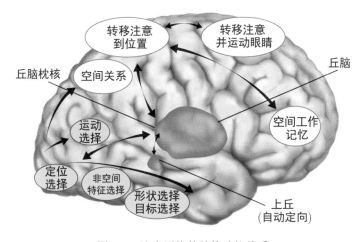

图 6.3 注意网络的结构功能关系

6.4 注意的生理机制

注意就其产生方式，是有机体的一种定向反射。所谓定向反射，是指每当新异刺激出现时，有机体便将感受器朝向新异刺激的方向，以便更好地感受这一刺激。注意的中枢机制是神经过程的负诱导。负诱导是指大脑皮层某一部位的兴奋能引起其周围区域抑制的现象。负诱导的产生使大脑皮层某一部位的活动特别活跃，称为优势兴奋中心，其周围部位则处于相对的抑制状态。尽管每一时刻都有无数刺激作用于感官，但只有那些落到优势兴奋中心的少数刺激才能引起注意，落在其周围处于抑制状态的刺激不引起注意。因此，注意集中于某事物时，对其他事物就会出现视而不见、听而不闻等现象。注意的生理机制决定了注意的指向性和集中性两个基本特征。

注意还有其他特征，如注意的稳定性：在同一对象或者活动上注意所能持续的时间；注意的广度：同一时间能清楚把握的对象数量；注意的分配：在同一时间内把注意指向于不同对象；注意的转移：注意的中心根据新的任务主动地从一个对象或一种活动转移到另一个对象或者另一个活动中去。

6.5 注意的信息加工

6.5.1 选择性注意

通过选择性注意，人脑会专注于客观世界的有限信息，不仅能够凸显我们注意到的事物，也可以使我们远离未注意到的事物。选择性注意涉及两种加工模型，同时对于认知资源和认知负载有要求。注意的信息加工模型主要有过滤器模型、衰减模型、反应选择模型和资源限制模型。

1. 过滤器模型

过滤器模型，又称早期选择模型、刺激选择模型、瓶颈模型、单通道模型，如图 6.4所示。该模型由英国著名心理学家 D．E．Broadbent 提出。他认为，来自外界的信息是大量的，但人的感觉通道接受信息的能力以及高级中枢加工信息的能力是有限的，因而对外界大量的信息需要经过一个过滤机制进行过滤和调节。过滤按照"全或无"的原则，只允许一条通道上的信息经过并进行加工，其余通道则全部关闭。短时工作记忆接收加工过的信息，并传向反应器，少部分信息与长时记忆交互。

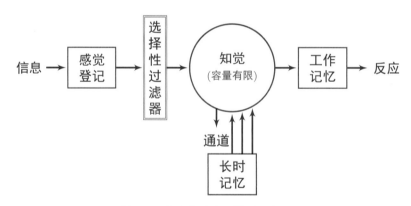

图 6.4　注意的过滤器模型示意图

2. 衰减模型

衰减模型，又称中期选择模型，是对过滤器模型的改进，由美国心理学家 Treisman 提出，如图 6.5所示。她认为过滤器并不是按照"全或无"的原则工作的，信息在通路上并不完全被阻断，而只是被减弱，其中重要的信息可以得到高级的加工并反映到意识中。

衰减模型认为，对于传入大脑中的信息都会加工，只是对于要注意的信号加工的多些。衰减器对于传入的信息进行以下几个方面的分析：① 物理特性，如高音或低音、快速或慢速；② 语言，信息如何组织成音节或者单词；③ 意义，单词的序列如何组织成有意义的短语。字典单元包好了存储的单词，每一个单词都有激活阈值，即能够完全激活时的最小信号强度。基于信息的意义，选择信息的加工发生在较晚的阶段。

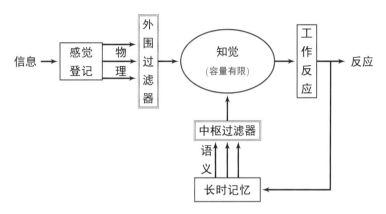

图 6.5　注意的衰减模型示意图

由于过滤器模型和衰减模型存在较强的共同点，常把这两个模型合并起来，称为 Broadbent-Treisman 过滤器-衰减模型，也叫作注意的知觉选择模型。

3. 反应选择模型

反应选择模型，又称晚期选择模型，由美国心理学家 J. A. Deutsch 于 1963 年提出，经 Norman 于 1968 年加以完善，如图 6.6所示。强调注意的选择功能作用的阶段晚于知觉，当信息进入工作记忆时才出现信息的选择，即各个通道输入的信息都可以进入高级分析水平，得到完全的知觉加工信息进入工作记忆后，重要的信息得到精细的反应，不重要的信息得不到反应。

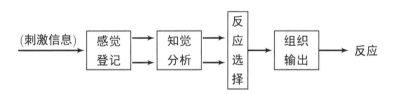

图 6.6　注意的反应选择模型示意图

反应选择模型认为，输入感觉通道的刺激信息都是可以进入高级分析水平阶段的，也是可以得到全部的知觉加工与处理的，信息的选择依赖于刺激信息的知觉强度以及意义。注意并不仅在于选择刺激信息的物理特征或语义，更是选择对刺激信息做出何种反应，即神经中枢的分析与综合的结果可以识别输入的刺激信息，但输出则是按刺激信息的重要性来进行安排的，人只有对自己感到是重要的刺激信息才会去做出反应，而对自己认为不重要的刺激信息则不会去做出反应。但是，当对自己是更重要的刺激信息出现时，就会剔除原来认为重要的刺激信息，改变以往对刺激信息重要性的标准，并做出调整性反应。他们认为，刺激信息到达长时记忆系统并激活了其中的有关项目，然后竞争工作记忆的信息加工，人的注意是一种主动的信息加工机制。

从图 6.6的模型中可知，注意的选择是发生在刺激信息加工与处理的后期，而不是在前期，至少是在刺激信息已经得到辨识之后。因此，在刺激信息没有得到辨识之前，所有的刺激信息都进入感觉通道，并没有通道容量的限制，也没有对刺激信息的选择性处理和加工，注意的选择是在刺激信息被知觉分析之后发生的。

注意反应选择模型与注意知觉选择模型都承认注意具有选择功能，主要差异在于注意机制在信息加工过程中的位置不同。知觉选择模型认为注意发生在觉察阶段与识别阶段之间，因此叫作早期选择模型；反应选择模型则认为注意发生在识别与复述阶段之间，也称晚期选择模型。注意的知觉选择模型能较好地说明集中性注意，而反应选择模型更能说明分配性注意。

注意的反应选择模型理论认为，刺激信息进入知觉分析阶段后，注意是对刺激信息反应的选择，有一些信息之所以未被注意，是因为个体已对另外的刺激信息做出了反应，即注意了其他的刺激信息，是在知觉分析后的另外一些刺激信息得不到继续加工与处理所致。注意知觉选择模型和反应选择模型比较如图 6.7所示。与知觉选择模型相比，反应选择模型显得太不经济了：所有的输入都得到包括高级加工在内的全部加工，然后大多数经过分析的信息几乎立即被忘记了。

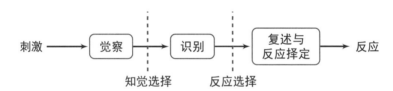

图 6.7　注意知觉选择模型和反应选择模型的比较

4. 资源限制模型

认知资源理论的观点认为，一个人有着一定的认知能力，能够执行不同的任务，认知负载指一个人在执行某项认知任务时所需的认知资源的数量，根据占有认知资源多少的不同，有高低负载任务的不同。一个人在加工主任务时剩余的认知资源的多少决定着如何才能够有效地避免注意到与任务无关的刺激。是否忽略与任务无关的刺激，取决于主任务的负载量和与任务无关的刺激本身的强度。

注意认知资源理论涉及注意如何协调不同的认知任务和注意的分配问题，包括认知资源的有限性、注意认知资源能量分配、注意的材料限制和资源限制理论。

认知资源的有限性是指人在对刺激信息进行分类、识别等加工的认知活动时受到心理能量的限制。只有当认知任务所需的资源之和不超过注意的总资源时，注意协调和分配才能同时进行，否则在进行某项认知任务时，其活动必然受到阻碍。

人在刺激信息进行分类与识别的过程中会受到认知有限性制约，这种有限性是相对的，不是一个固定值，它与唤醒连接在一起，在某个时段内，唤醒水平将决定注意的认知资源数量。认知资源的分配机制是灵活的，它能够根据人的实际需要来调节与控制。注意分配受制于个体的唤醒水平、当时的意愿、对完成任务所需认知能力的评估以及个体的某些心理倾向。

注意的协调和分配是指一个人同时执行两个或者两个以上任务时的心理特征，影响分配的因素有三个：任务的难易程度、任务的相似性、个人的技能和练习情况。

人的注意认知活动限制分为材料限制和资源限制两类。其中，材料限制指人的注意受到刺激信息任务（刺激材料）的低劣质量或者不适宜加工的信息限制，即使分配到了较多的认知资源，也不能顺利完成的认知活动过程。资源限制是指人的注意受到所分配的认知资源的限制，一旦得到较多的认知资源，注意分配便能顺利进行的认知活动过程。人类信息加工系统内部存在着用于加工刺激信息的认知资源，这种资源是有限的，多个认知任务会造成有限资源竞争。一个任务的认知操作应用的认知资源增加多少，就会使另一个任务的认知操作可得到的认知资源做相应数量的减少。

基于认知资源理论，提出了一系列注意信息加工模型，如容量分配模型、资源限制模型等。

容量分配模型，由心理学家 Kahneman 提出。他把注意看成资源和容量，而这种资源和容量是有限的。这些资源可以灵活地分配去完成各种各样的任务，甚至同时做多件事情，但完成任务的前提是所要求的资源和容量不超过所能提供的资源和容量。

有限资源模型又叫作资源限制模型，是由美国心理学家 Donald Arthur Norman 于1975 年提出的一种注意的信息加工模型。假定个体完成任何一种心理活动都需要消耗一定的心理资源，个体注意能力的局限不在于过滤器的选择作用，而在于心理能力、记忆能力、通道容量等心理资源的量有限。由于加工系统资源有限，只能根据一定的目的选择某些信息进行加工，被忽略的信息即使进入信息加工系统，因为心理资源有限也无法得到足够的加工。

6.5.2　注意分配

在面对相对容易或者经过高强度训练的任务时，注意分配是必要的，在这种情况下，有些加工可能是自动化的，当任务比较难以完成时，分配注意需要控制加工。

（1）自动化加工：一个高难度的任务经过多次练习以后，就可以形成自动化加工，这是指非刻意和耗费较少的认知资源。

（2）控制化加工：高难度任务需要控制化加工，即人经过刻意训练以形成肌肉记忆。

（3）注意视盲：在无注意参与的情况下，我们无法感知到视野中明确清晰可见的事物。

6.5.3　变化视盲

注意力最常使用的两个路径，一是由下而上，二是由上而下。

由下而上的路径定义为感觉信息处理历程，完全不费力且不需经过思考。由上而下的控制是由前额叶（大脑的总指挥）介入，经由意识、缜密思索后加以处理。但是，看似较精密的由上而下路径，竟然确有"副作用"。

当人们太专心注意某一点时（由上而下，前额叶全力支配注意力），大脑将所有资源都集中在一点，大脑对周边其他事物的处理能力就会转成自动化模式，认为一切都在预期之中，不会有什么奇怪的事发生。

当人们同时经历着多样事物发生时，仅关注其中一样，而忽视了其他样事物的发生，而且不知道它们的发生，导致变化盲视。大脑在处理用眼睛看到的瞬时信息时，是将它保存在后顶叶皮质里，但是后顶叶皮质的大小有限，不能将全部的画面都存储，所以将一些重要部分记下，却忽视了其他部分。因此，在眨眼的前后，只要重要部分不变（其他部分任意变化），就会对于一些看在眼中的变化"视而不见"，必须专注地观看几分钟后才会发现。如图 6.8所示，两幅图交替连续呈现，除非第一时间注意到机翼，否则很难发现图中什么位置出现变化。

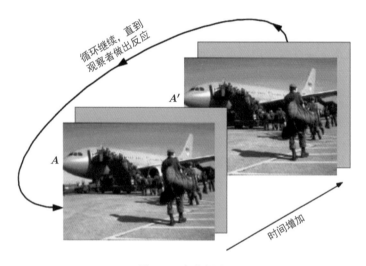

图 6.8　变化视盲

6.5.4　外显型与内隐型注意

1. 外显型注意

眼动是指目光从一个注视点移动到另一个注视点的方式，外显型注意就是通过眼动来实现的。影响眼动的决定因素是由刺激凸显等自下而上的加工以及情景图式和任务需求等自上而下的加工共同决定的。

2. 内隐型注意

内隐型注意无须眼动参与的注意定向，主要包括两个方面：基于位置的注意，即注意是如何定位到一个特定的空间或者位置的；基于客体的注意，即注意定位到一个特定的客体。

6.5.5 特征整合理论

特征整合理论的主要观点就是，客体首先被分解为一些特征，然后再将这些特征整合到一起，形成一个完整的整体，其理论框架如图 6.9所示。视觉加工过程分为以下两个阶段。

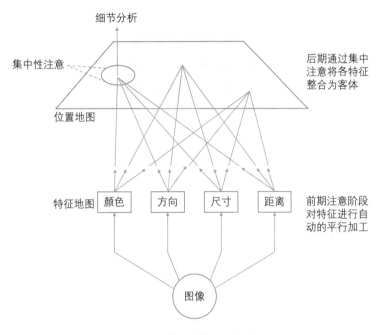

图 6.9 特征整合理论框架

1. 特征登记阶段（相当于前注意阶段：无须集中性注意）

视觉系统从光刺激模式中抽取特征，是一种平行的、自动化的加工过程。假定视觉早期阶段只能检测独立的特征，包括颜色、大小、反差、倾斜性、曲率和线段端点等，还可能包括运动和距离的远近差别。这些特征处于自由漂浮状态（不受所属客体的约束，其位置在主观上是不确定的）。知觉系统对各个维度的特征进行独立的编码，这些个别特征的心理表征叫作特征地图。前注意阶段不能检测特征间的关系。

2. 特征整合阶段/物体知觉阶段

知觉系统把彼此分开的特征（特征表征）正确联系起来，形成能够对某一物体的表征。此阶段要求对特征进行定位，即确定特征的边界位置在哪里，这是位置地图。处理特征的位置信息需要集中性注意。集中性注意就像胶水一样，把原始的、彼此分开的特

脑 与 认 知 科 学 基 础

征整合为一个单一的物体。特征整合发生在视觉处理的后期阶段，是一种非自动化的、序列的处理。

特征整合理论用来解释人脑是如何加工信息的，即大脑将事物先分解，然后再整合，这样使得事物能够完整地呈现在大脑中。注意是一个对于输入信息加工的过程，也就是要能够注意到它，将自己的精力放在那个关注点上，综合特征，加以认识。

6.6 人工注意网络

为经济地利用容量和能量，注意力机制作为一种资源分配方案，将资源分配给更重要的任务，是解决信息超载问题的主要手段。通过部分借鉴生物神经网络的一些机制，引入稀释局部连接（Dropout）、最大汇聚（Max Pooling）、门控（Gating）、权重共享（Weight Sharing）来简化神经网络结构。虽然这些机制可以有效缓解模型的复杂度和表达能力之间的矛盾，但是依然希望在不"过度"增加模型复杂度（主要是模型参数）的情况下来提高模型的表达能力，在人工神经网络中占很重要的地位，特别是变长序列编码。

注意力模型通常作为神经网络中的一层来使用。

6.7 睡 眠 与 梦

睡眠与生物钟

睡眠的时间是由我们体内的生物钟控制的。睡眠和清醒在某一时段内处于动态的平衡中。生物钟是由相关的酶控制的内在定时装置，这些酶与体内一种神经递质——腺苷协同作用，后者会抑制体内许多与清醒相关的生理过程，引起睡眠。体核温度（身体深部的温度）、体内褪黑素的水平以及血浆皮质醇的浓度是生物节律性的三个重要指标。通常，降低体内温度有助于入睡，强光会抑制褪黑素分泌而影响入睡，早上的日光对生物钟有调整作用。对于昼行动物如人类，当生物节律的要素引起下松果腺中褪黑素的释放以及体核温度逐渐降低时，身体会进入睡眠状态。睡眠的终止即睡醒状态，主要也是受内在的生物钟调节。

清醒和睡眠的周期循环是自动产生的，称这种节律为生物钟。所谓调时差，主要是同步化身体各器官的生理时钟，而所谓的中央时钟来自位于下视丘的视交叉上核（Suprachiasmatic Nucleus，SCN），是一对位于下丘脑的细胞群。当小鼠切除视交叉上核后，作息规律完全消失。野生仓鼠和养殖的仓鼠，在互换视交叉上核后，它们的作息规律也发生对调。

视交叉上核通过眼睛接收关于光强度的信息。眼睛的视网膜除了主司视觉功能的视锥细胞和视杆细胞外，还有专司光敏感度的神经节细胞，后者直接将信息投射到视交叉上核以辅助生物钟发挥功能。视交叉上核接收并整合来自视网膜关于白天和夜晚时间长短的信息，传递到位于丘脑上部的松果体，松果体针对收到的信息进行反应，松果体细

108

胞能合成相对应水平的褪黑素，从而调节我们的睡眠和觉醒。褪黑素和去甲肾上腺素的合成，在黑暗条件下旺盛，由于昼夜节律的改变，褪黑素的合成有节律性的周期性变化，而影响机体的生理周期，因而松果体与生物钟有关。

松果体被誉为第三只眼。当松果腺体分泌正常时，它会控制其他第一至第五内分泌腺体，例如男女的性腺、肾上腺、胰岛腺、胸腺、甲状腺等。松果腺体依据对光的感应来制造褪黑激素，光线越多其分泌量就越少。有些动物的松果腺，是由皮肤直接感应光线。人类的松果体深埋在大脑内，所以是由眼睛接收光的信息。不论通过哪一种管道，这个腺体与太阳升落同步作业，是控制睡眠周期的关键。

从分子水平上看，生物钟是由一系列基因控制的负反馈环路。光照能够重新设定体内的生物钟，根据光照发生的时间不同，它可以提前或延后现有生物钟所控制的生理活动的节律，比如睡眠与觉醒的模式。睡眠与清醒的生理信号变化如图 6.10所示。

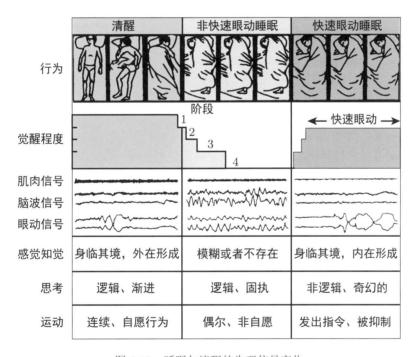

睡眠与意识

图 6.10　睡眠与清醒的生理信号变化

每个人的睡眠模式存在差异，我们睡眠时间的长短受一个叫作 DEC2 基因的影响，该基因发生突变的人，睡眠时间比一般人要少约两个小时。清醒、NREM（非快速眼动睡眠）及 REM（快速眼动睡眠）的时间因年龄的不同而不同，如图 6.11所示。

脑电波与意识

人脑电波在 2.3.7节中有过介绍，正常脑电波与意识状态如下。

α 波: 频率 8~13 Hz，幅度 20~100 μV，单一的 α 波在安静闭目、松弛时出现。

β 波: 频率 14~30 Hz，幅度 5~20 μV，是低幅的快波，代表大脑皮层的去极化，通常认为低幅快波反映大脑皮层被激活和正在处理信息的状态。

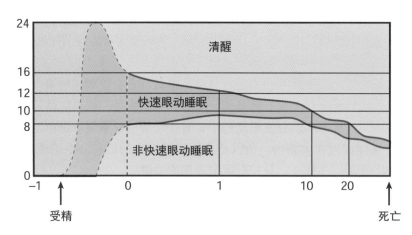

图 6.11　清醒、非快速眼动睡眠及快速眼动睡眠的时间因年龄的不同而不同

θ 波：频率 4~7 Hz，幅度 100~150 μV，成年人多见于困倦、悲伤、失望、精神病，有时在智力活动、想象时也可见。

δ 波：高幅慢波，频率 0.5~3 Hz，幅度 20~200 μV，成年人深度睡眠状态。

γ 波：频率大于 30 Hz，是一种脑细胞的共振现象，与注意力的集中程度有关，出现"顿悟"。

中国有句俗话"日有所思，夜有所梦"。前半夜做的梦一般与白天发生的事有关，可是睡到下半夜，梦境的时间就逐渐拉远，最后做的梦则与遥远的过去发生的事有关。老人对"想当年"的事记忆牢靠即与此有关。

睡眠状态可以借由刺激特定睡眠脑区而达到。大脑前部一个称为脑侧室前视核（VLPO）的区域主宰着睡眠。

大脑为什么需要睡眠？当前存在几种假说，例如，细胞修复假说、恢复受体敏感度假说、维持脑的警觉度假说、出生后脑部发育假说、记忆稳固假说。

在睡眠的非快速眼动期阶段，当大量神经元一同停止了激发，就不需要那么多血液进去输送氧气，血液会大规模、周期性地流出大脑，大脑里的血氧浓度出现了明显的大周期变化。大脑的血量下降到足够低的水平，叫作脑脊液的大脑清洁剂就会趁机冲进大脑，把留给它的空间都填满，自如地循环开来，清洗导致阿尔茨海默病的 beta 淀粉样蛋白的代谢副产物，而醒来之后，大周期不见了，脑脊液就没办法大量冲进大脑，也就无法完成有效的清洗。

体形大小似乎决定物种睡眠的时间，一般而言，动物体型越大需要的睡眠就越少。睡眠的一项功能是去修复脑细胞的损伤，小型动物有较高的代谢速率，所造成的细胞损害也较多，因此需要较多的时间来修复。

梦与意识

如果经常熬夜，大脑就得不到修复和清洗，会慢慢"变傻"。

6.8　意识与思维

大脑是意识的物质基础，意识的产生与大脑各个部位和结构有着广泛的联系，特别是丘脑、下丘、蓝斑核、脑桥、脑干网状结构、大脑皮质等结构，如图 6.12所示。

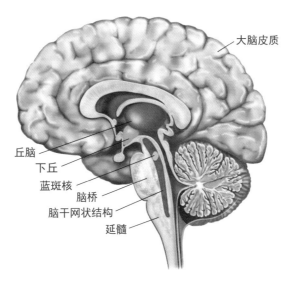

大脑皮质

丘脑
下丘
蓝斑核
脑桥
脑干网状结构
延髓

图 6.12　脑意识与大脑的解剖结构

脑干网状结构包括在脑干内除界限清楚、机能明确的神经细胞核团和神经纤维束，以及从脊髓到丘脑底部都有神经细胞和神经纤维交织成网状的结构，其结构占据脑干的广泛范围。网状结构区发生比较古老，为原始的神经纤维网络，内部分布着 40 余个细胞核团，互相连接互相影响；在功能上，它是生命中枢，且参与了睡眠、觉醒、意识活动，并对躯体运动与感觉有一定的调节。蓝斑核是位于脑干网状结构中的神经核团之一，其功能与应激反应有关，参与唤醒与警戒。

认知系统有以下两种。

第一种认知类型是无意识的（快系统），凭直觉，非常快速，非语言性的，基于惯性，它只涉及隐含的知识类型，是人潜意识中的知识，深藏于脑海中。这种过程不费脑子，是第一反应，直觉地做出回应。例如，思考 1+1=2 的过程。当然这种直觉思考的过程会产生很多偏差，比如曝光效应、光环效应等。曝光效应一个最明显的例子就是电视广告，天天重复播放的信息，会在人的大脑里构成曝光效应，让人觉得这个产品好。直觉很多时候是非理性的。

第二种认知类型是有意识的（慢系统），基于语言学和算法，要涉及更高级一些的推理和规划，以及显性的知识。这需要费力思考，比较慢，比如脑内运算 158×67。有意识的思维中涉及的语义变量往往含有因果关系，涉及的对象可控，倾向于有逻辑和目的性。同时，语义变量和思维之间存在映射关系，例如，词语和句子之间的关系，而且已有的概念可以进行重新组合，形成新的、不熟悉的概念。注意力正是实现这一过程的核心要素之一。

正是快和慢的结合构成了人类的思维模式。

2020 年 ICLR 上，图灵奖得主 Yoshua Bengio 对人工智能和机器学习的未来提供了最新的见解。他讲到未来机器学习完全有可能超越无意识，向全意识迈进，而注意力机制正是实现这一过程的关键要素。

习　　题

1. 简述注意的信息加工模型。
2. 简要介绍注意网络。
3. 解释变化盲视现象。
4. 对比分析清醒、非快速眼动睡眠、快速眼动睡眠的大脑意识状态。
5. 脑电波分为几种类型？各对应大脑的何种意识状态？
6. 简述睡眠的作用机制。
7. 查阅资料，简述注意力机制在人工智能建模中的引入方式及其作用。

第 7 章 学习与记忆

7.1 学 习

学习是人或动物通过神经系统获取新信息和新知识的神经过程，记忆是对所获取信息的保存和读出的过程，学习与记忆紧密相关。

7.1.1 学习认知模型

学习本质上是一个认知过程。图 7.1 以多媒体学习为例，解析了学习认知的基本过程。

（1）选择：对所呈现的语词和图像的相关部分予以注意，把感觉记忆中的信息转换到工作记忆中。

（2）组织：对已经选择的语词进行组织，以形成连贯的言语模型；对已经选择的图像进行组织，以形成连贯的图像模型；在工作记忆中深层加工信息。

（3）整合：将声音表征和图像表征相互联系起来，并与原有知识相结合；把长时记忆中的知识转换到工作记忆中，同时也调整长时记忆内容。

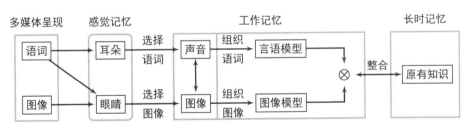

图 7.1 多媒体学习的认知模型

在学习时，信息登录得越仔细，记忆就越强。记忆痕迹存储在大脑最初接触到和处理这个信息的情境中。假如能重复原始登录时的情境，提取的效果更好。

学习过程中最重要的是认知表征。认知表征是指个体经知觉而将其外在环境中的物体或事件转换为内在心理事件的过程，人类获得知识的过程就是对事件进行认知表征的过程。认知表征的实质其实就是观念、事件和事物在人脑中是如何被存储和被概念化的。

认知表征有内省主义、经验主义、自然主义、行为主义、功能主义、连接主义等理论。任何表征都依赖一定的结构，即表征方式。个体的认知表征方式主要有 3 种：动作表征、形象表征和符号表征。

从表征系统方面来看，有双重编码理论和表征丰富性理论。

（1）双重编码理论认为，人脑中存在两个功能独立却又相互联系的加工系统：一个是以言语为基础的加工系统，另一个是以意象为基础的加工系统。言语系统表征和加工言语信息，由相互联系的言语表征组成；而意象系统专门表征和加工非言语的物体和事件，由相互具有联想关系的意象表征组成。这两个加工系统就是表征信息的两个单元，即适用于心理映像的"图像单元"和适用于语言实体的"语言单元"。前者是根据部分与整体的关系进行表征，而后者是根据联想与层级的关系进行表征。双重编码理论表明，个体不仅可以在传统教学情境下同时接受视觉（文字为主）信息和语言信息，而且有能力接受语言与图像和事件信息的综合，而且用视觉和语言的两种形式呈现信息，会增强个体对信息的表征。

（2）表征丰富性理论中，以连接主义模型为基础提出信息加工和存储的途径是多元丰富的。大脑对以不同方式呈现的材料进行表征时，越是丰富的呈现方式，信息加工和存储的途径方式越多，知识的获得越好。从表征资源方面来看，个体的认知资源是有限的，这种有限性主要体现在中枢加工能力，即中枢能量是有限的。只要不超过可能得到的能量，人就能同时接收两个或多个输入，或者进行两种或多种活动，否则就会发生互相干扰，甚至只能进行一种活动。认知资源全部占用的情况下，一个作业应用的资源增加多少就会使另一个作业可能得到的资源做相应数量的减少。大脑在对信息进行加工时要进行自动的选择，这种选择主要表现在注意选择性上。

从表征的方法来看，有图式理论、框架理论和语境有效性模型。

（1）图式理论认为，个体以图式的方式表征信息，即以图式的方式对信息进行加工和存储。图式是关于过去反应和以往经历的积极组织，也可以称为过去的经验。在接受知识时，人们会利用头脑中的图式去同化信息，此时提取的是存储着的结构化图式。如果人们遇到的信息与通常的理解矛盾，人们把它放到现存的图式中就有困难，倾向于不对它加以记忆或者对它进行"规范化"，修改它的细节直到与现存图式一致。知识以结构化图式为主线进行表征、回忆，是对存储的结构化图式的提取。

（2）框架理论认为，人类的思维活动中，当分析和解释新情况时，要使用过去经验中积累的知识，这些知识规模巨大，并以特定的结构形式保存在人的记忆中。这个知识结构可以用框架来表示，框架由框架名、槽及槽的值三部分组成。框架作为一种知识结构，用来表示某种固定的情境；当一个人碰到某种情境时，就从记忆中选取相应的框架，并依据框架所提供的知识理解情境，做出某种预期或反应。在框架理论中，所关心的主要问题是，智能系统需要什么样的知识，有关的知识应该怎样相互联系并组织在一起，计算系统怎样才能有效地利用这些知识。

（3）语境有效性模型对表征问题有不同的观点，认为表征知识极大地依赖于语境信息，而语境信息要么呈现在刺激环境中，要么来自理解者当时被激活的、先前的知识经验，并不是由于分离的加工系统或不同类型的知识表征方式的作用，表征决定于语境和先前的知识经验。

7.1.2 赫布理论

赫布理论（Hebbian Theory）描述了学习过程中突触可塑性的基本原理，即突触前神经元向突触后神经元的持续重复的刺激可以导致突触传递效能的增加。

人外在的行为是神经网络接受刺激之后产生的反应。神经元与神经元之间的连接有强有弱，而这种强弱依靠神经元本身的活动自行调整，如果两个神经元总是相关联地受到刺激或者反应，它们的连接就会一次一次地被加强，又反过来影响之后的神经元接受刺激产生的反应，这样不断循环、不断学习。典型的条件反射案例，如先摇铃铛，之后给一只狗喂食，久而久之，狗听到铃铛就会流口水。这也就是狗的"听到"铃铛的神经元与"控制"流口水的神经元之间的连接被加强了。

赫布理论也成为非监督学习的生物学基础，可以用于解释联合学习，但是这个解释并不完整。

Henry Markram 提出 STDP（Spike Timing Dependent Plasticity）学习方法，它根据神经元学习的先后顺序，调整神经元之间连接的强弱。STDP 是在大脑中神经元之间权重连接的更新规则，如果两个神经元的发放在时间上离得越近，它们之间的绑定关系就越紧密。

对于一个神经元 i 而言，如果神经元 j 传递信息之后，神经元 i 才产生反应，那么类似于因果关系，它和传递信息的神经元之间的连接 $G(j \rightarrow i)$ 会加强；如果神经元 i 产生反应之后，神经元 j 才传递信息来，那么这个信息就有可能被忽略，神经元 i 与传递信息的神经元 j 间的连接 $G(j \rightarrow i)$ 会减弱。

如果你每次弹一段琴曲后，就给牛食物吃，次数多了，牛在听到你的琴曲时，便会认为离吃食物时间不远了，而流口水；但是如果每次在给牛吃东西之后才弹奏那段琴曲，那么牛会"控制"流口水的神经元与传递你弹奏琴曲的神经元之间的连接就被减弱了。

一个简单的小规则，在整个自组织的过程中，形成了十分复杂的组织结构，建立起来的组织结构具备了记忆、组合和特征发现的能力。

7.1.3 迁移学习

迁移学习中的迁移，是指一种学习对另外一种学习的影响，通常是知识之间的迁移，还有动作技能、态度习惯方面的迁移，比如学钢琴对学手风琴的影响，这些都属于迁移。

迁移根据迁移方向分为顺向迁移和负向迁移。简单理解，前者就是前对后的迁移，而后者则是后对前的迁移。根据迁移的性质和结果划分，可以分为正迁移和负迁移。正迁移就是产生了积极的促进影响作用的迁移，比如前文所提及的学钢琴对于手风琴的影响就是一种正迁移；负迁移则相反，是起到消极影响的迁移，比如学了语文的发音，不利于学英语音标的发音。

根据迁移内容的抽象与概括水平的不同划分，迁移可以分为水平迁移与垂直迁移。比如梨子和水果，水果的抽象水平就比梨子高；再如狮子之于动物，黄瓜之于蔬菜，它们的概括水平都有所不同，这样概括水平不一样的迁移叫作垂直迁移。水平迁移则是概括水平一样的内容的迁移，比如黄瓜对白菜、狮子对老虎，它们的概括水平都一样。

根据迁移的内容不同，迁移可以划分为一般迁移和具体迁移。一般迁移，也称"非特殊迁移""普遍迁移"，是指在一种学习中所习得的一般原理、原则和态度对另一种具体内容学习的影响，即原理、原则和态度的具体应用。比如卷面整洁的态度习惯的迁移，就属于一般迁移。具体迁移，也称"特殊迁移"，是指学习迁移发生时，学习者原有的经验组成要素及其结构没有变化，只是将习得的经验要素重新组合并移用到另一种学习之中，即具体经验迁移到另一种学习。比如先学体操，再学游泳，把学体操的技术应用到游泳。学习汉字，从"木"到"森"，这一类的迁移，都是具体迁移。

在机器学习中，迁移学习是将相关已知领域中学习到的知识或模型进行迁移，从而解决经验不足的目标领域上的任务，在一些研究中也称作领域适应。在传统的机器学习方法中，假定模型的学习和应用都发生在同一个领域，迁移学习将此扩展到领域和任务都可以不同的情况，但也面临着负迁移和欠适配问题。负迁移是指源域的知识和任务对目标域的任务造成负面影响；欠适配是指跨领域的概率分布失配问题未能充分修正。

在迁移学习模型中保持目标域的生成结构（生成结构是指通过特定联合概率分布来建立数据域的结构）有助于解决欠适配问题。但是由于源域和目标域的生成结构存在差异，保持整个生成结构并不一定有助于提高泛化能力。保持某个粒度上的生成结构（称为子结构）可以解决欠适配问题，但是保持其他子结构可能会在解决欠适配问题的同时又导致过拟合问题。因此需要通过粒度来控制生成结构对迁移学习模型的影响，从而提升迁移学习效果。

7.1.4 学习形成记忆

学习与记忆的
分子机制

2000 年诺贝尔生理学奖获得者埃里克·坎德尔的主要贡献是在研究中发现了如何改变突触的效能，及其所涉及的分子机制，包括蛋白质磷酸化对记忆形成中分子机制的作用，其主要贡献如下。

（1）改变实验模型。哺乳动物的学习和记忆的机制太复杂，很难研究大脑记忆过程的基本机制。海兔的神经系统仅由 20 000 个神经细胞组成，而且多数细胞体积相当大。海兔具有一种可以保护鳃的简单保护性反射，可以用来研究基本的学习机制。坎德尔发现，某种类型的刺激可引起海兔保护性反射加强。这种反射加强可以持续几天或几周，是一种学习的过程。

（2）短期记忆的突触效能的改变机制。学习与连接感觉神经细胞和产生保护性反射肌群活化的神经细胞之间的突触加强有关。较弱的刺激形成短期记忆，一般持续数分钟到数小时。"短期记忆"的机制是由于离子通道受影响，使更多的钙离子进入神经末梢。由此，导致神经突触释放更多的神经递质，从而使反射加强。这些转变是由几个离子通道蛋白的磷酸化所致。

（3）长期记忆与蛋白质合成。强大和持续的刺激将导致能持续几周的长期记忆形成。强刺激可引起信使分子 cAMP 和蛋白激酶 A 水平增高，这些信号到达细胞核，引起突触蛋白质水平的变化。长期记忆需要生成新的蛋白质。如果新蛋白的合成受阻，长期记忆将会阻断，而短期记忆却无影响。坎德尔用海兔证明，短期记忆与长期记忆均发生在突触部位。

动物要想学会新的事物，脑就必须在受训练（学习）几分钟内合成新的蛋白质，否则就会遗忘。

生物脑的学习过程并非从零开始，而是从学习之初，就拥有并可以运用重要的先验知识，这包含物种在进化过程中学到的（生物学称为系统发生），以及个体在生活过程中学到的有关真实世界的关键知识。读取这些知识，以及借鉴如何将这些知识作为先验信息注入神经网络结构从而实现小样本学习，可能会是神经科学以及类脑算法设计中一个富于成果的领域。

7.2 元 学 习

元学习是学习者意识到并逐渐控制自己已经习惯化了的感知、查询、学习和成长的过程，这一过程体现了"学会学习"的内涵。

在人工智能领域中，元学习的解释为"利用元数据来理解如何提升学习在解决问题时的灵活性，从而提升现有学习算法性能或诱导学习算法对自身进行调整和学习的手段"。元学习最大的颠覆性在于其将学习的对象由数据提升至了学习任务。例如，一个能够很好地学习英语和日语的同学，往往也由于他掌握了学习外语的共通技能，能够很好地学习第三种外语，这一现象根本的原因就在于，针对不同任务的学习方法论自身是存在共性的。当人们能够抽取这种共性，就可以获得针对更多任务有效学习的手段，从而"以不变应万变"地完成新的学习任务。

元学习被认为是实现通用人工智能的关键，因为它使人工智能学会思考与推理。在涉及神经网络体系结构的自动设计时，经常引用自动机器学习、小样本学习或神经网络架构搜索等。

元学习的每一个任务都可以认为是元学习的样本，这种学习的技巧称为元知识（Meta-Knowledge）。定义元学习的学习目标：

$$\min_{\{\omega|\mathcal{T}\sim p(\mathcal{T})\}} \mathcal{L}(\mathcal{D};\omega) \tag{7.1}$$

其中，ω 为元知识，$p(\mathcal{T})$ 为任务 $\mathcal{T}$ 的分布，$\mathcal{D}$ 为任务对应的数据集。简而言之，就是

希望能够学到一个通用的元知识 ω，使得不同任务的损失函数都越小越好。

类似于传统的机器学习，元学习也分为元训练（train）和元评估（evaluation）两个阶段。在元训练阶段中，通过源任务学习元知识，即最大化其对数似然（log likelihood）：

$$\omega^* = \arg\max_\omega \log p(\omega|\mathcal{D}_{\text{source}}) \tag{7.2}$$

在元评估阶段，基于已经学到的元知识来寻找最优的模型 θ：

$$\theta^*(i) = \arg\max_\theta \log p(\theta|\omega^*, \mathcal{D}_{\text{target}}^{\text{train}(i)}) \tag{7.3}$$

元学习是任务级的，如图 7.2所示构造公式 (7.4) 所确定的双级优化（BiLevel Optimization），在内环中使用训练集更新模型，然后在外环基于更新后的模型优化元知识。

$$
\begin{aligned}
\omega^*(i) &= \arg\min_\omega \sum_{i=1}^M \mathcal{L}^{\text{meta}}\big(\theta^{*(i)}(\omega), \omega, \mathcal{D}_{\text{source}}^{\text{eval}(i)}\big) \\
\text{s.t.} \quad \theta^{*(i)}(\omega) &= \arg\min_\theta \mathcal{L}^{\text{task}}\big(\theta, \omega, \mathcal{D}_{\text{source}}^{\text{train}(i)}\big)
\end{aligned}
\tag{7.4}
$$

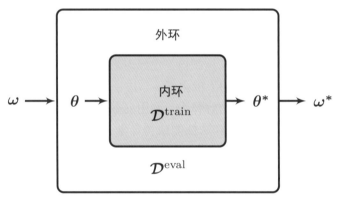

图 7.2　元学习双级优化

同时，也有一些元学习并没有显式地采用双级优化，实际上内环并不一定要用优化的方法，可以是任意的方式，因此优化后的模型可以是隐式的，通过元知识来表示：

$$\min_{\{\omega|\mathcal{T}\sim p(\mathcal{T})\}} \sum_{(\boldsymbol{x},y)\in\mathcal{D}^{\text{eval}}} \big[(\boldsymbol{x}^{\text{T}}\boldsymbol{g}_\omega(\mathcal{D}^{\text{train}}) - y)^2\big] \tag{7.5}$$

其中的 $\boldsymbol{g}_\omega(\mathcal{D}^{\text{train}})$ 为基于元知识和训练集得到的隐式模型（目标）。

被誉为具有涡轮增压属性的元学习已经在很多领域有了直接应用，包括本书图 9.5是强化学习中引入元控制的示例。当前研究的元学习还是狭义元学习，而不是广义元学习，一个学会学习的算法或模型，应该可以灵活地学习多方面的知识。

7.3　记　　忆

学习是获取新信息的过程，其结果便是记忆。某些学习可能会在信息的单次呈现后，也可能是在信息的重复呈现后。记忆则必须是能够在一段时期内维持的。记忆的过程包括：① 编码或登录：感知外界事物或接受外界信息（外界刺激）的阶段，也即通过感觉系统向脑内输入信号——学习过程；② 存储：获取的信息在脑内储存和保持的阶段；③ 提取或再现：将储存于脑内的信息提取出来使之再现于意识中的过程——回忆过程；④ 遗忘：是对识记过的材料不能再认与回忆，或者错误的再认与回忆。

记忆的过程、
类型与特征

没有记忆就没有时间概念，记忆是一个随时间而减退的神经过程。根据不同的记忆时程和神经基础，记忆主要分以下几种类型。

1. 感觉记忆（瞬时记忆、最初记忆）

在实际的感觉体验后，信息只在脑中存留几百毫秒，这是复杂记忆过程的第一个阶段。这一过程的信息量大。大量信息被用于快速分析和筛选出有用信号，而后即被"清零"，被新的信息所取代。

2. 短期记忆（工作记忆）

少数的事实、人名、数字等少量信息可记住几秒钟到 1 分钟。例如，新的电话号码打过就忘，新面孔和新名字互相刚刚介绍完转身就忘，"人一走，茶就凉"。这种记忆有"即时应用"的性质。将 20 s 内记忆的存储量称为记忆广度，将构成记忆的基本单元称为意元。人短期记忆的广度是 7±2 个意元，所以记一大堆数字时，通常只能记住 5~9个。"长话短说"有助于听者的记忆。

3. 长时非陈述性记忆（内隐记忆、程序性记忆）

长时非陈述性记忆可以持续几天、几个月甚至几年，是不依赖于意识或认知的记忆。该记忆的形成需要多次重复测试才能逐步形成，主要包括感知觉和运动技巧、程序和规则的学习，是很难用语言表达的记忆。非陈述性记忆以习得性行为为主要研究对象，而习得性行为是指一切经过学习（或经验）而获得的行为，包括学习骑脚踏车、打字、使用乐器或是游泳。

4. 长时陈述性记忆（外显记忆）

长时陈述性记忆可以记忆几天、几个月甚至几年，对事件事实情景以及它们之间相互联系的记忆，能够用语言来描述。根据记忆信息的不同又可以分为情节记忆和语义记忆，其神经基础不同。情节记忆主要取决于海马为主的神经回路，而语义记忆主要取决于基础皮质。双侧海马回受损的患者没有情节记忆，但是具有很好的语义记忆能力。

记忆特性如表 7.1所示，更为详细的记忆类型及其相互关系如图 7.3所示。

表 7.1 记忆特性

记忆类型	时间历程	容量	有意注意否	丧失机制
感觉记忆	几毫秒至几秒	高	否	主要为衰退
短时和工作记忆	几秒至几分钟	有限（7±2）个项目	是	主要为衰退
长时非陈述性记忆	几天至几年	高	否	主要为干扰
长时陈述性记忆	几天至几年	高	是	主要为干扰

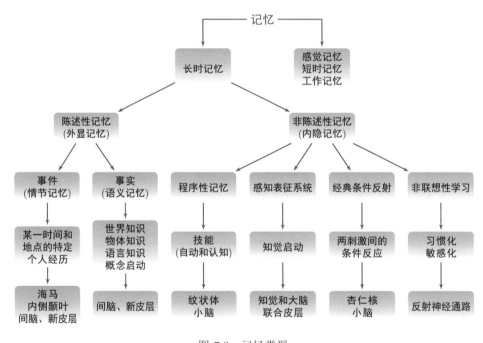

图 7.3 记忆类型

7.4 记 忆 模 型

记忆模型

7.4.1 多重存储记忆模型

认知心理学家 Richard Atkinson 和 Richard Shiffrin 于 1968 年提出了多重存储记忆模型，该模型认为，信息首先被存储在感觉记忆中，被注意选择的事件将进入短时记忆。一旦进入短时记忆，如果事件被复述则可以进入长时记忆，并且信息在每一个阶段都可能遗失，其原因可能是衰退、干扰，或者两者的结合。如图 7.4所示，多重存储记忆模型有以下两个重要过程。

（1）注意：感觉记忆通过"注意"进入短时记忆。也就是对于感觉记忆如果没有受到注意，很快就消失了；如果受到注意，就进入短时记忆阶段。

（2）复述：短时记忆的保留时间也很短。但是，通过复述（重复背诵）可以使得信息在短时记忆中保持更长的时间并且可以存储到更加持久的长时记忆中。

长时记忆的容量大，保持的时间长，一般被认为是无限的。但记忆并不是对信息的被动接收与保存，从某种程度上，它的存储是一个对信息的建构过程。

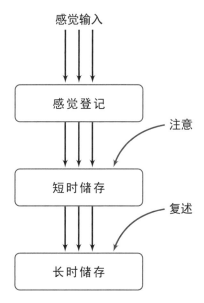

图 7.4　多重存储记忆模型示意图

7.4.2　工作记忆模型

工作记忆被认为是一个容量有限的系统，用来暂时保持和存储信息，是知觉、长时记忆和动作之间的接口，因此是思维过程的一个基础支撑结构。工作记忆也是短时记忆，但它强调短时记忆与当前人从事的工作联系。由于工作进行的需要，短时记忆的内容不断变化并表现出一定的系统性，是一个临时的"工作平台"。在这个工作平台上，人们对信息进行操作处理和组装，以帮助理解语言、进行决策以及解决问题。工作记忆是对必要成分的短时的、特殊的聚焦。

工作记忆被形容为人类的认知中枢，针对工作记忆机制，已经提出了十几个有影响的理论模型，其中最著名的是 Baddeley-Hitch 工作记忆模型，如图 7.5所示。该模型认为工作记忆由语音回路、视觉空间面板和中央执行系统组成。语音回路负责以声音为基础的信息存储与控制，视觉空间面板主要负责存储和加工视觉信息，中央执行系统是工作记忆的核心，负责各子系统之间以及它们与长时记忆的联系，注意资源的协调和策略的选择与计划等。

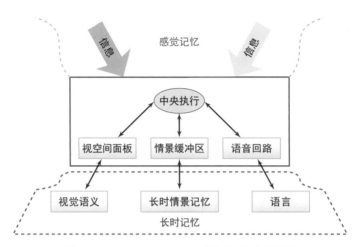

图 7.5　Baddeley-Hitch 工作记忆模型示意图

Baddeley-Hitch 工作记忆模型包括注意控制系统——中枢执行系统，以及为其服务的两个子系统"负责视觉材料暂时存储和处理的视空初步加工系统"和"负责口语材料暂时存储和处理的语音回路"3 个部分：① 基于语音的语音环，主要用于记住词的顺序，保持信息；② 视空图像处理器，主要用于加工视觉和空间信息；③ 类似于注意的中枢系统，主要用于分配注意资源，控制加工过程，这是工作记忆的关键成分。

然而，在对工作记忆的研究过程中，某些实验研究并不能用 Baddeley-Hitch 的三系统概念进行解释。例如，在实验中被试只能记住 5 个左右不相关的单词，而却可以记住 16 个左右有共通之处的单词。在对原有工作记忆模型进行修改的基础上，Baddeley 提出了情景缓冲器概念，作为对三系统概念缺陷的补充。这是一种用于保存不同信息加工结果的次级记忆系统，在中枢执行系统的控制之下保持加工后的信息，支持后续的加工操作。

7.5　记忆的神经基础

记忆的神经基础

7.5.1　记忆相关的脑区

与记忆相关的脑区如图 7.6 所示。

依照赫布理论，特异的感觉刺激被记忆在特异的感觉皮层内。例如，猴子视觉产生的记忆就存储在视皮层中。记忆是由大脑多个组分构成的，这些组分存在于许多神经网络中。整个中枢神经系统都参与了学习和记忆所需要的可塑性变化。一方面，同一个核团或脑区可能参与不同信息的存储；另一方面，同一个信息可被记忆在不同的神经网络中。既然学习和记忆涉及广大的脑区和神经网络，所以巩固记忆需要视觉、味觉、听觉、嗅觉和触觉等多种感觉刺激的输入，需要重复刺激。脑与身体相互作用更有利于记忆。

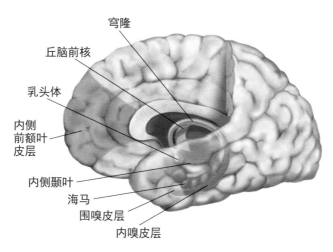

穹隆

丘脑前核

乳头体

内侧
前额叶
皮层

内侧颞叶

海马

围嗅皮层

内嗅皮层

图 7.6　与记忆相关的脑区

陈述性记忆是依赖于信息的获得、评价、比较和推理等认识过程。它往往只经过一个测试或经验即可建立，可加工脑内一些片段信息，将其组成完整的情节。边缘系统中的内侧颞叶（包括外嗅皮层、杏仁核团、海马组织和旁海马回）、内侧丘脑（包括背内侧核和前核）和腹内侧额叶构成陈述性记忆系统中的三个主要环节。损伤它们中的任何一个，都不能完成具有陈述性记忆的任务。

非陈述性记忆是不依赖于意识或认知的记忆。它的建立需要许多次的重复测试或训练，主要包括感知和运动的技巧、程序和规则的学习，不易用语言表达。纹状体是非陈述性记忆系统的主要结构。非陈述性记忆系统包括大脑皮层、边缘系统、纹状体（尾核、苍白球、壳核）、丘脑及小脑等。可见许多脑区都参与学习和记忆，但额叶、海马、杏仁核和颞叶等更具特色。

简单、快速的运动技巧性学习和记忆的关键脑区是小脑；情绪性学习和记忆的关键脑区是杏仁核。

7.5.2　记忆相关的皮层

大脑每时每刻的意识与已经归档存储在大脑中的相关信息的瞬间检索结合起来，就构成了所谓的记忆活动。前部额叶与海马之间有各种直接和间接的联系。记忆在海马中暂时存储几周或几个月后再传给新皮层去存储更长时间，记忆活动是在前部额叶进行的。

前部额叶和丘脑的背内侧核有着往返性的交互联系，可能是短期记忆的重要根源。前额叶有许多不同的记忆区，每一区都有各自特异的记忆性质。人的前额叶的记忆区还赋有编码语言和数学知识的功能。空间视觉的认知过程是从枕叶后部开始，视觉信息从外周达枕叶的距状裂两侧，然后传至后顶叶，最后进入前部额叶。

新生婴儿（小于 8 月龄）的大脑皮层没有发育到足够水平，其反应和前额叶受损的猴子一样，二者似乎都是过去的"眼见为实"，而现在的"心不在焉"。前额叶受损使患者不能利用外部世界变化的知识，也不能回忆起脑内存储的这类知识。

决定个体综合智力和行为需要调动存储在各个脑区的记忆，并以整合后更高级的形式表现出来。这个高级的记忆整合中枢可能在前部额叶皮层——进化最晚、联络最广、最表现出个性和抽象概念的大脑皮层区域。"三思而后行"，前部额叶皮层的功能是产生意识来控制、激活或抑制其他脑区的神经元活动，决定中枢神经系统的最后输出，并且负责工作记忆的存储。

与海马临近的内侧颞叶（内嗅区、海马旁回）在巩固记忆中有重要作用，其损伤表现为长期记忆的丧失。人类的颞叶联络皮层受损伤产生一定的记忆障碍：对原先的记忆没有影响，而特异地影响新的学习和记忆过程。病人可以对其儿时的趣事说得津津有味，而对眼前刚刚看过的电视连续剧却"连"不起来。病人有短暂的记忆能力，但瞬间就忘，即短期记忆不能转变为长期记忆。因此，受损伤的颞叶皮层区可能不是信息的存储处，只是关系到记忆提取和再现过程。

7.5.3 海马与记忆

海马（Hippocampus），又名海马回、海马区、大脑海马、海马体，位于大脑丘脑和内侧颞叶之间，属于边缘系统的一部分，主要负责长时记忆的存储转换和定向等功能，是将短期记忆转换成长期陈述性记忆的"通道"，损伤海马会使学习和记忆新事物的功能发生障碍。如前所述，记忆可以在海马中存储几周或几个月后再传给新皮层去存储更长时间。海马组织的传入和传出纤维配置使海马可以从各个脑区接受信息并向各个脑区传递信息。

海马有"辨认空间位置"的能力，它的一些神经元在且只在已经熟悉的环境的某个地方有放电活动应答。损伤海马使动物的迷宫学习和寻物能力下降。一些人由于中风或脑损伤使海马受到损伤，虽然记得过去的事情，但不能产生新的记忆，然而可以学会一些新的技能或习惯。

海马对于形成意识的记忆是必要的，对学习一些下意识的能力不是必要的。海马组织的主要功能是注册和临时保留新的信息，把诸如地点、气味、声音和人等构成记忆的各个元件联系在一起以形成新的记忆。海马对空间位置的记忆作用尤为重要。

海马能够通过预期的后续状态来调整当前状态，从而传输对未来事件的细致总结。这种特殊形式的预测地图使大脑快速适应强化学习中奖励不同的环境，而促进运行对未来的模拟。

7.6 记忆转移

一直以来，科学家一直想要找出记忆在大脑中的存储位置。最常见的观点是，长期记忆可能存在于神经元之间的连接中。如果这个说法是正确的，那么记忆的移植和恢复就会变得格外困难，因为每个人大脑内的神经元都是不同的，连接方式自然也是不同的，不但无法通用，而且一旦丢失就再也恢复不了。

但是，一些新的证据指向了另一种解释：记忆可能存储在神经元的细胞核里面，而且与由核糖核酸（RNA）所诱导的基因表达有关。

常被称作细胞信使的 RNA，能帮助细胞制造蛋白质，它从 DNA 信息中创造出记忆存储的"配方"。通过 RNA 注射，或许有可能用 RNA 来恢复失去的记忆，实现记忆转移。如果这一理论最终被证明是正确的，那么人类就真的有可能通过基因疗法来治疗失忆症，甚至定向消除某种不愉快的记忆。

7.7　遗忘曲线

经历过的事情和学习过的内容，如果回忆不起来或回忆错了，就是遗忘。

德国心理学家艾宾浩斯（Hermann Ebbinghaus）对遗忘现象做了系统的研究，他用无意义的音节作为记忆的材料，把实验数据绘制成一条曲线，称为艾宾浩斯遗忘曲线，如图 7.7 所示。

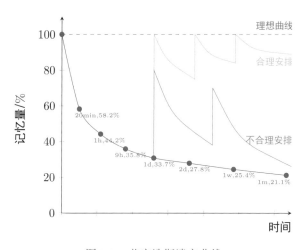

图 7.7　艾宾浩斯遗忘曲线

艾宾浩斯遗忘曲线的纵坐标代表保持量，表明了遗忘发展规律：遗忘进程是不均衡的，在识记的最初遗忘很快，以后逐渐缓慢，到了相当的时间，几乎就不再遗忘了，也就是遗忘的发展是"先快后慢"。

遗忘的进程不仅受时间因素的制约，也受其他因素的制约。学生最先遗忘的是没有重要意义的、不感兴趣、不需要的材料。不熟悉的比熟悉的遗忘得要早。人们对无意义的音节的遗忘速度快于对散文的遗忘，而对散文的遗忘速度又快于有韵律的诗。

在学习过程中，对一种材料达到一次完全正确的背诵后仍然继续学习，叫作过度学习。适当的过度学习可以使学习的材料保持得更好。研究结果表明，适当限度的过度学习比刚能背诵就停止学习的效果好，但如果超过这个限度，其保持效果不再增加。如学习四遍后恰能背诵，则再学习两遍效果最好，但再学习，则适得其反，对人的身心造成危害。一般记住后，在 5 分钟后重复一遍，20 分钟后再重复一遍，1 小时后，9 小时后，1 天后，2 天后，5 天后，8 天后，14 天后再重复一遍就会记得很牢。

好的建议是，要做好学习的记忆工作，单词注重当时的记忆效果，而忽视后期的保持和再认，同样达不到良好的效果。要学会当堂掌握、每天复习、每周回顾、按月梳理、学期总复习。如图 7.8所示给出了与记忆相关的活动和保持比例。

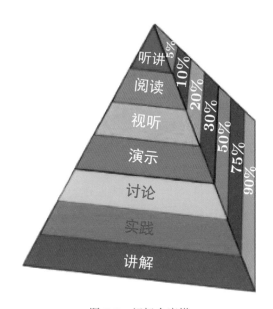

图 7.8　记忆金字塔

7.8　概念与分类

概念是用词语（或符号）表示的具有共同（本质或关键）属性的一类事物的心理表征。例如，"大衣柜"有三个属性"柜子""用于装衣物""容量较大"。属性的含义不仅指事物本身的特点，而且还可以指事物之间的关系。表象是对具体形象的概括，如图 7.9所示。

概念和表象都是思维的基本单位，都具有概括性、抽象性。例如，"人"是对男人、女人、老人、儿童等的抽象概括；而通过出国旅游、访问或看电视、电影形成了对世界各地的一些感性认识（即表象）。概念一定要用词语（或符号）来表示，也就是"下定义"，有内涵和外延。"人"的概念内涵：具有思想、用语言进行交流、运用工具劳动、具有社会性。外延包括：男人、女人；老年人、中年人、青年人、少年、儿童、婴儿；各种肤色人种，包括残疾人和畸形人等（但不包括机器人、玩具娃娃）。概念大都具有精确性，但也有模糊的概念，如"年轻"；还有相对概念，如"南方""排场"等。人脑中

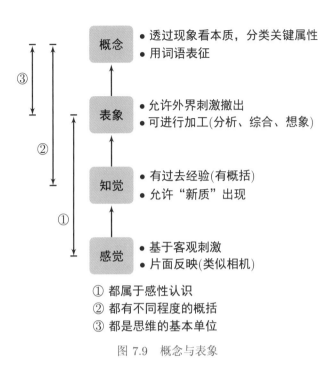

图 7.9　概念与表象

对概念的认知结构是按层次组织的，在垂直维度上的概念是由外延划分的，在水平维度上概念由内涵划分，如图 7.10所示。

上位层次	交通工具		服装	
基本层次	汽车	自行车	上衣	袜子
下位层次	轿车 卡车	脚踏车 电动车	西服 T恤衫	棉袜 丝袜

图 7.10　概念的层级性

　　范畴是将概念进行归类所依据的共同性质。对概念的分类通常有不同层次。例如，写字桌，它既属于写字桌这一类，也属于桌子这一类，还属于家具这一类，在范畴论中，它分别可以对应着下位范畴、基本范畴和上位范畴。

7.9　知 识 建 构

　　人类知识的获取具有四个特点：① 人类的知识是通过建构获得的；② 人类知识的获得包含着重构过程；③ 人类知识获得过程具有制约性；④ 人类的大多数知识是一个领域一个领域逐个获得的。

　　人类知识的建构是刺激信息在人脑中的存储与组织的过程，知识在人脑中的存储形式和呈现方式，称为知识的心理表征，同一事物，其心理表征不同，对它的加工处理也就会不同,对刺激信息的编码、存储和组织,有形象性的表征和抽象性的表征,前者称为表象表征,后者称为抽象性表征或命题表征。人类知识的建构包括词汇和概念两个部分,两者之间紧密联系。

外在事物的刺激信息进入心理词典的过程称为词汇触接或词汇通达,也就是心理词典所使用的方法。词汇通达的途径有以下两个。

(1)直接词汇通达,也就是外在的某些字或词汇符号,无须经过任何媒介,直接触及心理词典中该字或词汇而产生词义信息,它是一条从字形到词义的直接通路。

(2)间接词汇通达,即字或者词汇符号必须转换为语音信息,然后借助于语音信息,才能通达到心理词典中该字或词汇的语义信息。

知识在人脑中的存储和组织形式或知识在人脑中的呈现方式,称为知识表征。连接取向的观点认为,人脑中知识的存储与组织形式直接来自大脑以某种神经活动方式的计算结果。人类复杂的知识系统,是以大脑中有组织的类似神经元的实体的连接方式予以存储、组织和呈现。信息加工观点,即符号取向的观点认为,知识是人脑对具有符号性质的信息进行加工处理的结果并以某种抽象、概括的形式存储在人脑中。人的认知系统是通过检索人脑中已经组织好的类似于百科全书的知识体系,来查阅和提取自己所需要的相关信息。

知识表征包括概念、命题、脚本、图式、表象、产生式规则等。人脑中的知识表征是以符号表征的,用符号代码来存储外界环境中各种各样的刺激和事件信息。除知识表征外,还有对事物具体特征的表征,对物体相对空间位置的表征,但符号表征是最重要的。知识表征主要有四种模型:符号网络模型、层次语义网络模型、原型模型、激活扩散模型。

7.9.1 符号网络模型

知识表征的符号网络模型,是基于数学和计算机程序的方式来模拟和探讨人类知识的组织方式或者人类知识的呈现方式。该模型可以比较明确地显示出人脑内部知识的每个成分是怎样以某种联系方式排列与相互作用的。图 7.11 给出了一个符号网络模型(片段)示例,概念通常用节点来表述,两个节点之间通过一条带有箭头的连线连接起

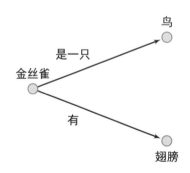

图 7.11 符号网络模型(片段)

来，节点和连线表明概念之间可能的联系以及紧密程度，其基本假设是人脑中知识的存储、组织或呈现，都是在符号网络节点之间进行检索的。这里的检索是指知识在符号网络模型的节点间，以连线箭头所指方向进行的隐喻运动，这种运动是一个节点到另一个节点进行的，是一种以序列的认知加工方式进行的，一直到最近的节点才提取知识，只要在最近的节点那里提取出的知识能够回答或解决某个特定问题，那么检索就会停止，否则检索就会继续进行下去，直到发现答案并解决问题或者就此放弃。值得注意的是，节点表征的是概念而不是词。

7.9.2 层次语义网络模型

层次语义网络模型属于符号网络模型特例。科林斯（Collins）和奎廉（Quillian）发现，人脑中的概念是相互联系的，每个概念都具有两种关系，一是每个概念都具有从属其上级概念的特征，这决定了知识表征的层次性；二是每个概念都具有一个或者多个特征。概念可以组成句子，句子又分为特征句，如"金丝雀会唱"；另一种为范畴句，如"金丝雀是鸟"。在该模型中，语义记忆的基本单元是概念，每个概念具有一定的特征，有关概念按逻辑的上下级关系组织起来，构成一个有层次的网络系统，如图 7.12所示。

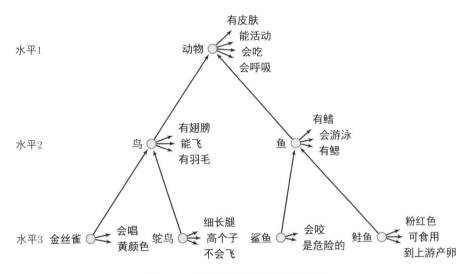

图 7.12　层次语义网络模型示意图

层次语义网络模型也存在以下一些问题。

（1）层次语义网络模型涉及的概念之间的联系，主要是垂直上下层关系，事实上概念还有很多横向联系，而且数量远大于层次关系。

（2）层次语义网络模型对概念的特征或属性进行分级存储，这节约了存储认知空间，但增加了检索与提取信息的时间，而对于人，提取正确信息的速度更为重要。

（3）层次网络模型难以解释熟悉效应、典型效应、否定效应。所谓熟悉效应，人们对"狗是哺乳动物"比"狗是动物"反应通常要慢，因为通常狗与动物在概念上联系在一起，而较少与哺乳动物联系起来。典型效应是指对一个范畴或概念的典型成员的判断要快于对非典型成员的判断，通常"鸽子是鸟"的判断要快于"企鹅是鸟"。否定判断，就是做出否定判断的时候，人们对属于同一范畴的概念或句子反应较快，例如，"红杉—雏菊"反应比"红杉—鹦鹉"快。

7.9.3 原型模型

原型模型认为，概念的内涵是按它与事物原型的相似性程度来进行心理表征的。这里事物原型的相似性是通过概念特征之间的重叠程度来表述的，用事物原型相似特征数来计算，也就是先确定概念的典型性特征，再将概念具有的共同特征的数量减去它们各自具有的特征数量。鸟的概念样例与原型之间相似程度的计算如表 7.2所示。

表 7.2 鸟的概念样例与原型之间相似程度的计算

特征	知更鸟	兰鸟	麻雀	欧椋鸟	秃鹫
会飞	+	+	+	+	+
会唱歌	+	+	+	+	−
下蛋	+	+	+	−	−
身体小	+	+	+	+	−
在树上筑巢	+	+	+	+	+
吃昆虫	+	+	+	+	−
与鸟的相似性	$6-0=6$	$6-0=6$	$6-0=6$	$5-1=4$	$2-4=-2$

原型模型能很好地说明概念的典型效应，当句子中的主语与事物原型的相似度越高，人们判断时间就越快；对典型概念样例的判断要比非典型样例的判断更快。

7.9.4 激活扩散模型

激活扩散模型由 Collins 和 Loftus 提出，是一个网络模型，它放弃了概念的层次结构，而以语义联系或者语义相似性将概念组织起来，方框为网络的节点，代表一个概念，概念之间的连线表示概念之间的联系，连线长度表示联系的紧密程度，连线愈短，联系愈紧密，两个概念共同特征愈多，联系愈紧密；语义距离是组织的基本原则，也就是一个概念的内涵是由与它相联系的其他概念，特别是联系紧密的概念来确定的，而概念的特征不是分层存储。激活扩散模型的示例片段如图 7.13所示。

模型的加工过程如下：① 当一个概念被加工或受到刺激，在该概念节点就产生激活，然后激活沿该节点的各个连线，同时向四周扩散，先扩散到与之直接相连的节点，再扩散到其他节点；② 激活数量是有限的，一个概念越长时间地受到加工，释放激活的时间越长；③ 激活会随着时间或干扰活动而减弱；④ 连线有长短之分（语义联系的紧密程度）与强弱之分（使用频率的高低）；⑤ 激活交叉，包含搜索过程和决策过程，从产

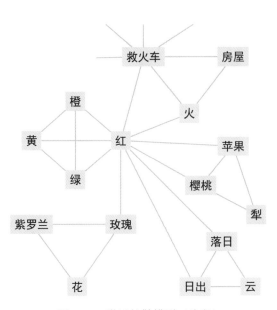

图 7.13　激活扩散模型（片段）

生激活交叉的不同通路搜索到肯定或否定证据，然后证据相加，肯定和否定的证据相互抵消，最后达到肯定标准，则做出肯定判断，反之则做出否定判断，做出决策。

激活扩散模型对层次网络模型是一种修正，用语义取代了层次结构，更全面灵活。

7.10　知　识　表　征

知识表征通常是指陈述性知识表征。如前所述，陈述性知识是个体对有关客观环境的事实及其背景与关系的知识，是可以用词语加以表述"是什么"的知识，其中包含语义知识和情景知识，在一个系统里，信息首先受到处理或编码，然后以某种外部可以获取的方式存储，以便以后根据需要提取、使用。

陈述性知识主要以命题网络的形式表征，同时涉及图式、表象和心理模式。命题是指具有内在联系的两个或两个以上概念之间组合而构成的事实，是陈述性知识的基本单位。命题按照一定的规则形式和组织，具有一定形式化的结构，一般包括执行行为的人、直接对象和接受者；命题为两个或多个概念间的联系，这种联系可以是真的联系，也可以是假的联系。命题属于形式逻辑范畴。

在段落意义结构中，邻近的命题词汇，彼此语义启动效应大，而远离的命题词汇，启动效应小。影响人的阅读理解所需的时间是段落中的命题数目，而不是词汇数量。

7.10.1　联想记忆模型

联想记忆模型假设中，命题是知识表征的基本单位，一个命题由一个小集联想观念构成，每个联想则将两个概念结合在一起或者联系在一起。命题联想主要有五种类型，它们表明了命题的五种连接方式：① 上下文-事实联想；② 地点-时间联想；③ 主项-谓项联想；④ 关系-宾项联想；⑤ 概念-实例联想。五种类型的联想得到适当结合，可以形成一个完整的命题树。命题树是用树形图表明多种联想结合而成的命题，任何一个命题树必须通过连接才能获得一定的意义，它由节点和连接构成，节点代表概念，连接表示联想，如图 7.14所示。

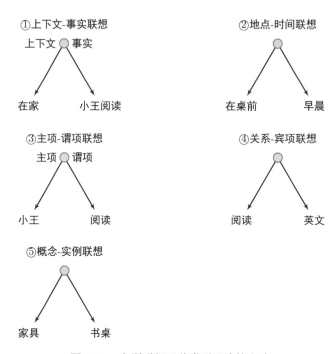

图 7.14　命题联想五种类型及连接方式

人脑中存储的陈述性知识是一个庞大的命题树网络，示例如图 7.15所示，其优点有：① 既可以用来表征语义知识，也可以用来表征情景知识，并且还能够将两者结合起来进行表征；② 可以将一个命题嵌入另一个命题之中，然后把几个命题有机地结合在一起，构成一个更为复杂的命题网络来表征更复杂的知识。

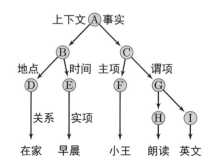

图 7.15　联想记忆模型命题树

7.10.2 知识图谱

巴特莱特于 1932 年首先提出图式组织知识结构,用以说明存储在人的记忆系统中有组织的知识,它涉及人对某一范畴的事物的典型特征及关系的抽象,是一种包含客观环境和事件的一般信息的知识结构,图式中既有概念或命题网络结构,也包含客观事实的表象,它就像是围绕着某个主题组织起来的认知框架或认知组织。图式所表征的是事物或事件的典型信息特征,表示某个事物的独特特征。把物质客体的图式称为框架,例如房子、桌子、客厅等;把顺序性事件的图式称为脚本。

鲁姆哈特(Rumelhart)和奥容尼(Orlony)于 1997 年概括出图式的四个基本特征:① 图式中含有变化;② 一个大的图式可以包含其他小图式,不能再分割的图式称为亚图式;③ 图式可以按层次组织起来,也可以嵌入另一个图式之中;④ 图式具有抽象性。

人类所从事的某些典型活动,按先后次序所做的有组织的认知称为脚本。塞克(Schank)和艾贝尔森(Abelson)提出,用来解释日常生活中出现的典型事件的序列,以及人类行为的某些固定的模式,脚本可以用来表征某个典型事件的图式,如乘飞机、看电影等。饭店用餐的脚本,如表 7.3所示,它表征了有关个体去饭店吃饭的知识。

表 7.3 "饭店用餐"脚本中所含知识

图式结构维度	脚本内容
名称	饭店
配备	桌子、菜单、食物、钱
角色	顾客、侍者、厨师、收银员、店主
进入状态	顾客饥饿、顾客付钱
结果状态	顾客不再饥饿、顾客钱少了

知识图谱是以图的形式表现客观世界中的实体及其之间关系的知识库,实体可以是真实世界中的物体或抽象的概念,关系则表示了实体间的联系,一个简单示例如图 7.16所示。知识图谱能够以结构化的形式表示人类知识,通过知识表示和推理技术,可以给人工智能系统提供可处理的先验知识,让其具有与人类一样的解决复杂任务的能力。如何更好地构建、表示、补全、应用知识图谱,已经成为认知和人工智能领域重要的研究方向之一。

知识图谱其实就是一个由大量的三元组 $\langle head, relation, tail \rangle$ 所构成的集合,其中,head 和 tail 都是所谓的实体(entity),它们分别对应主语和宾语,而关系(relation)是表达某种动作或联系。用这种三员组可以表达很多种关系,比如"蛟龙号潜航员赵晟娅曾经在大连海事大学信息学院就读本科",就可以表达为三元组 $\langle$ 赵晟娅,学校,大连海事大学 $\rangle$。

图神经网络利用深度神经网络对图数据中的拓扑结构信息和属性特征信息进行整合,进而提供更精细的节点或子结构的特征表示,并方便地以解耦或端到端的方式与下游任务结合,巧妙地满足了知识图谱对学习实体、关系的属性特征和结构特征的要求。

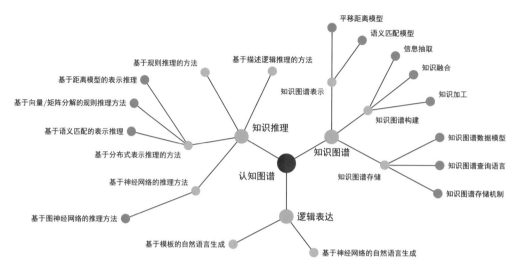

图 7.16　认知图谱示例

知识图谱有五个典型任务,包括知识图谱表示学习、信息抽取、实体对齐、知识推理、链接预测。

描述常识和事实的知识图谱是学术界和工业界广泛使用的知识表示方式,图是一种直接且有效地将知识和数据结合的方式。受益于图神经网络技术在信息传播和推理上的优势,知识图谱中的先验知识被有效引入应用任务中,例如文本挖掘、推荐系统、计算机视觉。

7.11　贝叶斯大脑

大脑可能遵循贝叶斯定理,即"贝叶斯大脑"。贝叶斯定理是 18 世纪英国数学家托马斯·贝叶斯(Thomas Bayes,1702—1761)提出的重要概率理论。贝叶斯定理源于贝叶斯生前为解决一个"逆概"问题写的一篇文章,而这篇文章是在他死后才由他的一位朋友发表出来的。在贝叶斯写这篇文章之前,人们已经能够计算"正向概率",如"假设袋子里面有 N 个白球,M 个黑球,闭眼伸手进去摸出黑球的概率是多大"。而其反问题是"如果事先并不知道袋子里面黑、白球的比例,而是闭着眼睛摸出一个(或好几个)球,观察这些取出来的球的颜色之后,那么可以就此对袋子里面的黑、白球的比例做出什么样的推测"。这个反问题,就是所谓的逆向概率问题。

对于随机事件 E 和 B,条件概率是指在 E 发生的条件下 B 发生的概率,表示为 $P(B|E)$;联合概率表示两个事件共同发生(数学概念上的交集)的概率,B 与 E 的联合概率表示为 $P(B \cap E)$。在随机事件 E 发生的条件下随机事件 B 发生的概率为:

$$P(B|E) = \frac{P(E \cap B)}{P(E)} \tag{7.6}$$

同样地，在事件 B 发生的条件下事件 E 发生的概率为：

$$P(E|B) = \frac{P(E \cap B)}{P(B)} \tag{7.7}$$

结合式 (7.6) 和式 (7.7)，可以得到：

$$P(B|E)P(E) = P(E \cap B) = P(E|B)P(B) \tag{7.8}$$

这个引理有时称作概率乘法规则。若 $P(E)$ 是非零的，式 (7.8) 两边同除以 $P(E)$，可以得到贝叶斯定理：

$$P(B|E) = \frac{P(E|B)P(B)}{P(E)} \tag{7.9}$$

其中，$P(B|E)$ 是在 E 发生的情况下 B 发生的可能性。

在贝叶斯定理中，每个名词都有约定俗成的名称。

- $P(B)$ 是 B 的先验概率，之所以称为先验，是因为它不考虑任何 E 方面的因素。
- $P(B|E)$ 是已知 E 发生后 B 的条件概率，因依赖 E 的取值而被称作 B 的后验概率。
- $P(E|B)$ 是已知 B 发生后 E 的条件概率，因依赖 B 的取值而被称作 E 的后验概率，也称作似然度。
- $P(E)$ 是 E 的先验概率，也叫作标准化常量。

按这些术语，贝叶斯定理可表述为：后验概率＝（似然度 × 先验概率）/ 标准化常量，后验概率与先验概率和似然度的乘积成正比。另外，比例 $P(E|B)/P(E)$ 有时也称作标准似然度，贝叶斯定理可表述为：后验概率 ＝ 标准似然度 × 先验概率。

贝叶斯公式的用途在于通过已知三个概率来推测第四个概率。它的内容是：在 E 出现的前提下，B 出现的概率等于 B 出现的前提下 E 出现的概率乘以 B 出现的概率再除以 E 出现的概率。通过联系 B 与 E，计算一个事件发生的情况下另一个事件发生的概率，即从结果上溯到源头（即逆向概率）。当不能确定某一个事件发生的概率时，可以依靠与该事件本质属性相关的事件发生的概率去推测该事件发生的概率。用数学语言表达就是：支持某项属性的事件发生得越多，则该事件发生的可能性就越大。这个推理过程也叫作贝叶斯定理，贝叶斯定理也称为贝叶斯推理准则。

同样的基本思想可以应用于信仰或信念。$P(B|E)$ 被解释为指定证据 E 的信念 B 的强度，而 $P(B)$ 是遇到证据 E 之前的先验信念，这里证据就是代表经验。使用贝叶斯定理，可以将"先验信念"转变为"后验信念"。当出现新的证据时，可以重复计算，最后一个后验信念成为下一个先验信念。评估的证据越多（经历的经验越多），判断就越清晰。

贝叶斯定理用来决策的时候，可转换为如下形式：

$$B^* = \arg\max_{B \in \Omega} p(B|E) \tag{7.10}$$

式 (7.10) 通常被称为贝叶斯决策准则。

贝叶斯定理之后非常重要的一种扩展是贝叶斯准则和图论相结合形成贝叶斯网络，它可以用稀疏连接所形成的图来简洁刻画复杂关系。这种图结构的表达方式将指数级别的参数需求降到了多项式级别，同时也将相关概念和知识纳入到模型里，形成贝叶斯网络。

贝叶斯大脑帮助人们优雅高效地移动身体，对人们所做的每一个动作进行可靠、快速的预测。对于投篮训练场景，在贝叶斯大脑中，"信念"将是人们的大脑已经拥有的知识，例如，重力如何工作、球如何表现、曾经拍摄过的每一个镜头。而"证据（经验）"则是人们的感官关于现在正在发生什么的输入，例如，是否有微风、到篮筐的距离、当前的体能、对方球员的防守能力。当经历投篮训练时，人们的大脑会收集不同运动任务的统计数据，并将这些以贝叶斯方式与感官数据相结合，同时估计其可靠性。这种估计方式，可以用贝叶斯推理机制进行描述，当然这一过程时常带有深度贝叶斯强化学习性质。

试图自己对自己挠痒痒却不会发笑的原因是，自己的身体非常善于预测自己挠痒的结果并做出提前反应，会取消"痒"的预期效果。

贝叶斯理论与深度强化学习相结合，是模拟人脑预测的有效途径。

习　　题

1. 记忆包括哪四个过程？

2. 与前额叶皮质相关的记忆功能有哪些？这些记忆功能和其他类型的记忆功能有何区别？

3. 什么是赫布理论？

4. 简要介绍元学习。

5. 记忆的过程包括哪些内容？

6. 主要有哪两种记忆模型？

7. 简要介绍人脑知识的构建和表征。

8. 我们身边有哪些证据支持人脑存在贝叶斯定理？

第 8 章　沟通与语言

8.1　沟　通

人类的沟通方式有很多种，语言是最重要的方式。语言就广义而言，是一套共同采用的沟通符号、表达方式与处理规则。语言是由语音、词汇和语法构成并能表达人类思想的符号系统。相对应地，语言障碍是指不能接受、理解别人的语言，或者不能让别人理解自己的想法、观点、感觉。

生物的沟通方式

言语是指人们掌握和使用语言的活动，是人们运用语言这种工具进行交际的过程和结果。与之相对应的言语障碍，是指不能正确或流利地进行言语或者发音，说话有问题。

8.2　人类语言的演化

在 30 万 ～ 50 万年前的人类会以类似今天我们说话的语音发声；30 万年前口语出现，17 万年前语法出现。

人类语言的演化历程

5 万年前壁画出现，信息量暴增，威胁到人类有限的记忆容量。人类把生活里的事物及有因果关系的故事，也刻画在石壁上。2 万~5 万年前，一再出现通过绘画来表现与传递信息。人类把记忆由脑内延伸到脑外。

6 000 年前文字出现，这是人类的一次重要的认知提升演化。因为写就的文字可以流传，打破了时空限制，文字写作的严谨也取代了较为随意的口语形式，起承转合、前后对照的逻辑流程，使人类思维有了内在规范，讲究文以载道、言之有物，写文成册，定言定论，同意者传阅，不同意者争辩，所以百家争鸣，大思想家指日而现。

语言对于人类不仅是一种沟通工具，更对人类智力的产生、提升起到巨大作用。

8.3　人类语言的独特性

人类语言具有一些独特性：① 人类语言可以派生无限大数目的语言条目、操作和属性，没有立即生理强迫性；② 人类语言可以关联不同的语言项目、操作和属性，这种语义内容的提议式层次超出了任何已知动物的通信系统；③ 人类语言可以表达世界上事件和事态之间的关系，如时间顺序和因果关系等，它反映了人类理解巨大数目的概念并能将其互相关联的能力。

8.4 失语症与语言中枢

大脑的语言
中枢

1861 年，法国神经解剖学家 Paul Broca（1824—1880）遇到一位病人，只能发出"Tan"音，不能说出连贯的语言，但是语言理解没有问题。该病人称为"Tan"先生，解剖其大脑后发现，其左脑额下回后部有一区域损伤，该区域称为"运动语言区"或者 Broca 区。该区位于脑部的优势半脑（通常位于左侧）额下后部靠近岛盖处，即 Brodmann 第 44、45 区，主管语言信息的处理、话语的产生，"Tan"先生患"表达型失语症"或者叫"Broca 区失语症"。

Broca 区的典型功能有：① 产生协调的发音程序；② 提供语言的语法结构；③ 言语的动机和愿望。

Broca 区失语症状的表现有：① Broca 区病变引起的失语症常称为运动性失语症或表达性失语症，病人阅读、理解和书写不受影响，他们知道自己想说什么但发音困难，说话缓慢费力，不能使用复杂句法和词法；② 自发性主动语言障碍，很少说话和回答，语言有模仿被动的性质；③ 还可能有另外一种症状，就是病人可以说很流利很符合语法的话，但就是这些话毫无逻辑，也没有任何意义，人们照样听不懂他在说什么。

1974 年，德国医生 Carl Wernicke（1848—1905）遇到几位病人，他们听觉正常，但听不懂别人讲话，虽有说话能力，语量多，发音清晰，语调正确，但词汇、语法错误紊乱，常答非所问，讲话内容无法使人真正了解，但常能正确模仿他人语言。Wernicke 解剖病人后发现病变位于优势半球的颞上回后部 Brodmann 22 区，该区域称为语言理解区或者 Wernicke 区，这几位病人患"感知型失语症"或者叫"韦尼克区失语症"。

Wernicke 区的主要功能为控制语言理解的技能。Wernicke 失语症状的表现有：① 听觉正常，但不能听懂别人和自己的讲话；② 讲话流利顺畅，有正常的语调，没有说话或者发音困难的主观感觉，还会使用复杂的句型；③ 话里有很多即兴自创的词汇，很难听出具体的意义，既不能说出有意义的话，也不能理解他人的语言；④ 意识不到自己的问题，还会根据对方的表情和语调做回应性交谈。

"Tan"先生脑部受损部位如图 8.1(a)所示，Broca 区和 Wernicke 区及其关联如图 8.1(b)所示。

言语功能受一侧大脑半球支配，称为优势半球。除少数人外，绝大多数人的优势半球位于左侧大脑皮质及其连接纤维。优势半球不同特定部位受损，可出现不同类型的失语症。

（1）运动性失语症：第三额回后部是口语的中枢，受损时丧失口语表达能力。

（2）感觉性失语症：第一颞横回后部是听语中枢，损害时会出现对别人的语言不能理解的症状。

（3）失读症：角回为阅读中枢，受损时读不出文字的字音及不知其意义，可自动发言、复述口语、理解口语，但不能理解文字，朗读默读能力丧失，亦不能抄写。单纯性失读智力及计算能力正常。

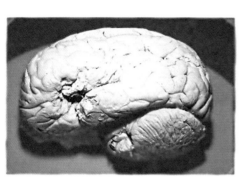

(a)　"Tan"先生脑部受损部位　　　　(b)　Broca 区和 Wernicke 区

图 8.1　"Tan"先生脑部受损部位及 Broca 区和 Wernicke 区

（4）失写症：第三额回后部是书写中枢，病变时虽能听懂别人的语言，但自主书写能力丧失，默写和抄写也不可能，给予文字的模型碎块，也不能拼凑成完整的文字。

（5）命名性失语症：又称记忆缺失性失语症，病损时讲不出所见的人物名称，患者言语、书写能力存在，但词汇遗忘很多，物体名称遗忘尤为显著。如让患者说出指定物品名称则更显困难，如经人提示可立即将该物名称说出，但不久又迅速遗忘。命名性失语症受损部位为枕叶和颞叶交界区，也就是第一颞回与角回之间区域，主要是 Brodmann 37 区及 21 区、22 区的后部。

失语症类型及特点如表 8.1 所示。引起失语症的疾病以脑血管疾病最为多见，其次为脑部炎症、外伤、变性等。

表 8.1　失语症类型及特点

类型	脑损伤部位	理解能力	表达能力	复述困难	错语
Broca	额叶运动联合皮层	好	不流畅	是	有
Wernicke	颞叶后部	差	流畅	是	有
传导性	弓状纤维束	好	流畅	是	有
完全性	部分颞叶和额叶	差	讲话少	是	—
经皮层运动性	额叶 Broca 区前方	好	不流畅	无	有
经皮层感觉性	额、顶、枕叶交界处皮层	差	流畅	无	有
命名性	颞下回	好	流畅	无	无

8.5　语言处理模型

8.5.1　Lichtheim 模型

图 8.2 所示模型中，A 表示存储有关单词发音信息的长时记忆区域，M 表示语音规

语言处理模型

划和组织区域，B 表示存储概念信息的长时记忆区域，箭头指示信息处理的次序。该模型可以解释七种主要失语症综合征产生的原因，主要源于三个主要区域的病变，以及区域之间的联系或这些区域的输入或输出发生障碍。七种失语症可能病变的位置在图中用杠线表示。A 表示韦尼克区（Wernicke 区），B 表示概念信息存储，M 表示布罗卡区（Broca 区）。纯词聋的主要特征是选择性听语言理解受损，而其他语言功能和阅读能力保留。听力检查时没有外周听觉障碍，能识别非词语声音，仅对语言声音听失认，不能理解也不能复述口头言语，却能正确地阅读及理解文字语言，自发谈话正常；突出特点是对词语声和非词语的辨识分离，可明确辨识非词语声，患者可以判断声音的方向，患者自己也越来越多地避免口语表达而用书面表达。

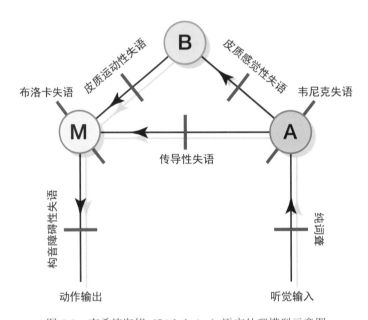

图 8.2 李希德海姆（Lichtheim）语言处理模型示意图

8.5.2 Wernicke-Geschwind 模型

Wernicke-Geschwind 模型（韦尼克-格施温德模型）：组成这个模型的脑区包括 Broca 区、Wernicke 区、连接这两个脑区的纤维——弓状束和角回，还包括接受和加工语言的皮质感觉区和运动区，共同形成语言系统。

语言加工顺序模型如图8.3所示，复述口语词汇信息加工顺序为：初级听觉皮层 → 韦尼克区 → 弓状束 → 布洛卡区 → 初级运动皮层。大声朗读书面材料的信息加工顺序为：初级听觉皮层 → 角回及韦尼克区 → 弓状束 → 布洛卡区 → 初级运动皮层。复述和视觉物体命名神经通道，如图8.4所示；包含口头文字和书面文字处理的 Wernicke-Geschwind 模型示意图如图8.5所示。

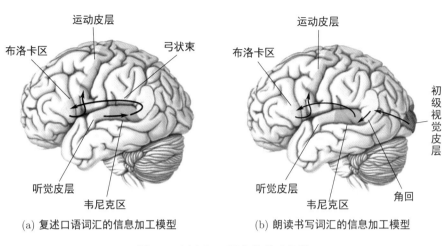

(a) 复述口语词汇的信息加工模型　　　　(b) 朗读书写词汇的信息加工模型

图 8.3　语言加工顺序模型示意图

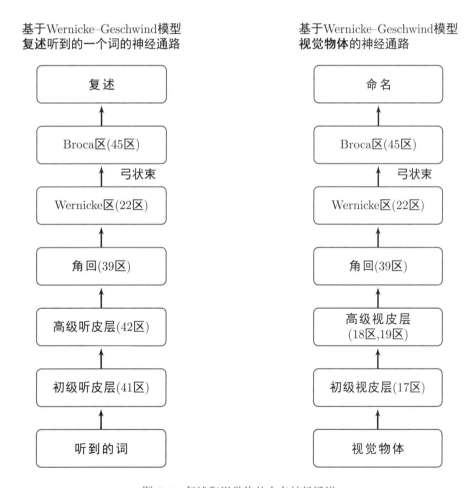

图 8.4　复述和视觉物体命名神经通道

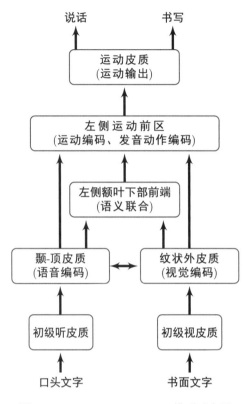

图 8.5 Wernicke-Geschwind 模型示意图

8.6 词 脑

前颞叶与命名生物有关。当在较不复杂的范畴层面命名为"活物"时,被试大脑激活区域仅限于枕颞后部,但在实指层面的命名时,被试后枕颞叶和前内侧颞叶都被激活。命名人物主要激活了颞极,命名动物主要激活颞下回中部,命名工具主要激活了颞下回后部,示例如图 8.6所示。

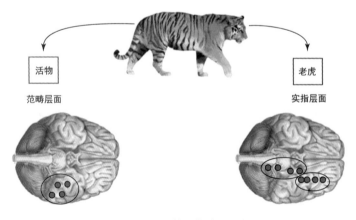

图 8.6 词汇激活的脑区示例

当然，个体存在差异，没有一个人的语言区是一模一样的，示例如图 8.7所示。

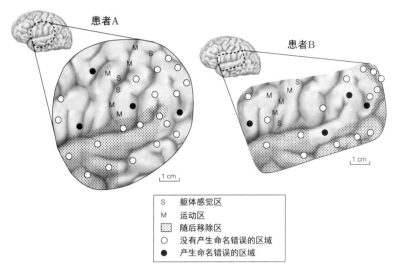

图 8.7 语言区差异性

词汇以网络形式组织，而且具有不同的阶层，如图 8.8所示，通常具有范畴水平、词元水平、词素或声音水平等阶层。口语产生过程中存在三个水平上的表征，单词 cat 的语义特征（四条腿、毛茸茸）激活了单词 cat 的词汇节点，接着词汇节点激活了单词

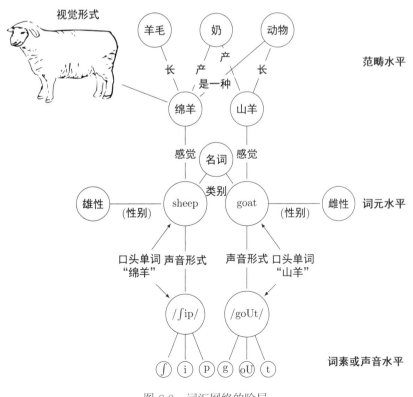

图 8.8 词汇网络的阶层

143

的语音片段，然后词汇水平根据特定语义类别（如动物、工具）分别被组织起来，如图 8.9所示。

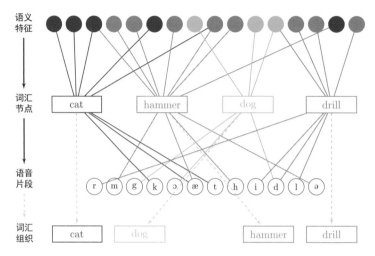

图 8.9　词汇语义语音组织

口头语言和书面语言理解涉及的各成分如图 8.10所示。输入可以经由听觉（口头单词）或视觉（书面单词）通道完成。值得注意的是，信息流是自下而上的，从知觉辨识

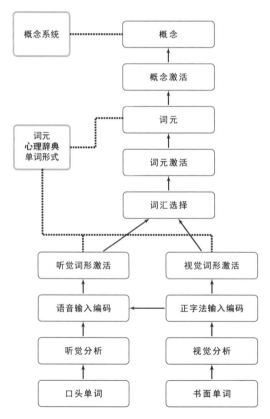

图 8.10　口头语言与书写语言的认知系统

144

到"较高水平"的单词和词元激活。语言理解的交互模型预测自上而下加工也有一定的作用。例如，在这种情况下，词形水平的激活也能影响早期的知觉加工。我们可以通过把图中单向箭头变成双向来将这种反馈引进这个图示中。

语言产生中的各加工成分用框架图标示出来，单词产生依次包括概念准备、词汇选择、语素和语音编码、音素编码和发音阶段等过程。说话者通过利用他们的理解系统来监控自己的口语。Willem Levelt 的语音产生框架如图 8.11所示。

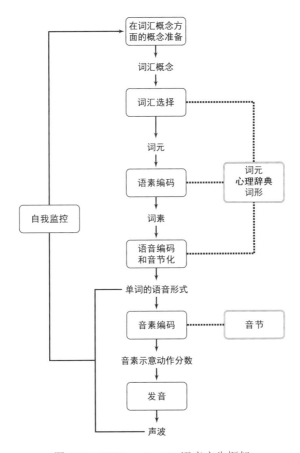

图 8.11　Willem Levelt 语音产生框架

语言学家乔姆斯基认为语言的句子层次结构是由线性排列的短语和单词组成的。句子"The spy saw the cop with binoculars"的句子结构如图 8.12所示，其中单个单词被标记为句法范畴，例如，spy 是一个名词（N），saw 是一个动词（V），with 是一个介词（P），这些类别在较高层次结构中结合起来形成短语节点，如名词短语（NP）、动词短语（VP）和句子（S），如示例句子是由一个名词短语和一个动词短语结构组成的，动词短语又由一个动词、一个名词短语和一个介词短语组成。人脑在进行句法分析时通常遵循一个最少修饰原则，因为大脑语言中枢处理语言信息时要在巨大的时间压力下工作，所以句法分析时间越短越好，这需要计算尽可能少的句法节点。

图 8.12(a)中有 7 个时间节点，意思是"警察装备了望远镜"；图 8.12(b)中有 6 个时间节点，意思为"间谍用望远镜观察警察"。与图 8.12(a)相比，图 8.12(b)所需计算的句法节点较少，处理信息的时间也较少，是大脑处理语言信息的默认模式，因为它是基于最少修饰的原则。

句子所表达的命题是对环境事物的断言，这些断言可以增加个人对世界的认识，增加语义记忆，因此句子是语言信息的重要组成部分。然而句子的真假是用文字无法明确表达的，需要将句子输入逻辑系统中来判断，这对思维、决策和计划行动至关重要。

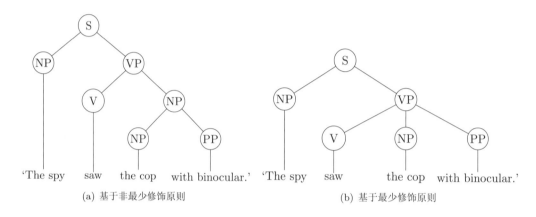

图 8.12　句子的构成要素

（按计算最少量的句法节点分类：S，Sentence（句子）；NP，Noun Phrase（名词短语）；V，Verb（动词）；VP，Verb Phrase（动词短语）；PP，Prepositional Phrase（介词短语））

8.7　中英语言认知异同

语言是人脑思维和智慧的外在表征，其中，承载汉语文化的汉字源于图画，具体而又形象，随着文明的演进，在象形的基础上，发展成为符号化、抽象化的方块字，具有二维形态和独特结构，不仅表音，而且以形表义，甚至富于哲学美感，外在地表现着从形象思维上升到抽象思维的智慧发展。英语属于拼音文字，英语单词也是可以进行象形分析的，如 tent，t 指 tree，是树的意思，en 是有门有窗的房子，在两棵树之间拉起房子，则是"帐篷"的意思；再如 live 是生活，而 evil 是颠倒的生活，则是邪恶之意；还有，e 像眼睛，表示与放光闪烁有关的动作，eye 中的 y 作为鼻子匀称适中，而 elephant 中 ele 的鼻子长。但英语总体上是一维拼音文字，即使象形分析，仍然是一维线性。

语言认知具有跨语言普遍的脑机制，涉及的脑区有左半球优势，包括前额叶、中央前回、角回、颞上回和梭状回等。汉语认知相对于英语认知有更强的大脑双侧顶叶的激活，这可能是处理汉字笔画空间方位信息的区域，汉字相对于英文单词，除了字形信息，还具有独特的笔画空间方位的表征。

8.8　脑电到文字转译

Makin 等人借助癫痫病人病灶定位技术，在病人语音处理相关的皮层上放置数百个微电极，记录颅内脑电信号。引入机器语言翻译中常用的具有长短期记忆（Long Short-Term Memory，LSTM）的深度循环神经网络（RNN），有效地实现了从脑电到文字的转译，其编解码流程如图 8.13所示。

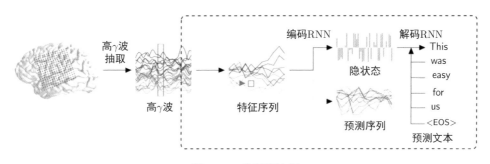

图 8.13　编解码流程

这项工作采用了端到端网络架构，建立了沟通颅内皮层电信号与语音信息解码的技术，能够达到最低 3% 的文字错误率。编码器具有学习句子结构的能力，即使解码器预测句子有误，也能在多数情况下转译出合理的亚句（子句序列）结构。跨被试和数据集的迁移学习策略显著降低了文字错误率。这表明编解码器既能学习对句子分类编码又能学习句子解码重建。其成功之处有以下三点。

首先，在语音识别领域，长短期记忆的 RNN 可以提供从复杂序列中提取的当前信息极为常见；同样，编解码框架已被证明可以很好地用于机器翻译（类似于语音解码）。此外，对网络进行了端到端的训练，从而无须手动筛选那些我们语音相关知识水平有限的神经特征。

其次，最基本的标记元素是单词，而不是以往的方法的音素。鉴于单词比音素更易辨识，在这两者的权衡过程中，解码器作者选择了以单词而不是音素为单位，降低了解码难度。

最后，模型成功的关键是通过两种方式修改解码器：添加辅助惩罚项，使 RNN 中间层能够预测语音音频序列；时间卷积层代替全连接层，有效降采样（10 倍），提升了解码速度。

8.9　自然语言处理

自然语言处理是实现人与计算机之间用自然语言进行有效通信的各种理论和方法，这一领域涉及自然语言，即人们日常使用的语言，但目的是研制能够有效地实现自然语言交互的计算机系统，特别是其中的软件系统，是计算机科学领域与人工智能领域中的一个重要方向。

如前所述，语言是人类区别其他动物的本质特性，人类的多种智能都与语言有着密切的关系。人类的逻辑思维以语言为形式，人类的绝大部分知识也是以语言文字的形式记载和流传下来的。自然语言处理帮助人们用自己最习惯的语言完成人机交互，而且机器人的记忆和检索能力更具有优势，同时也可通过它进一步了解人类的语言能力和智能的机制。

随着统计语言模型、神经网络语言模型等的出现，脑认知和自然语言处理这两个学科的交叉研究也不断涌现出来。自然语言认知则是指让机器"懂"人类的语言；自然语言生成系统把计算机数据转换为自然语言；自然语言理解系统把自然语言转换为计算机程序更易处理的形式。

无论是实现自然语言理解，还是自然语言生成，当前都面临着一定的困难。从现有的理论和技术现状看，通用的、高质量的自然语言处理系统，仍然是较长期的努力目标。但是针对一定应用，具有相当自然语言处理能力的实用系统已经出现，典型的例子有机器翻译、拼写纠错、语音识别、音字转换、自动文摘、问答系统。

一个中文文本从形式上看是由汉字（包括标点符号等）组成的一个字符串。由字可组成词，由词可组成词组，由词组可组成句子，进而由一些句子组成段、节、章、篇。在字（符）、词、词组、句子、段、节、章、篇各种层次以及在下一层次向上一层次转变中都存在着歧义和多义现象，即形式上一样的一段字符串，在不同的场景或不同的语境下，可以理解成不同的词串、词组串等，并有不同的意义。

一般情况下，它们中的大多数都是可以根据相应的语境和场景的规定而得到解决的。另一方面，为了消解歧义特别是幽默的表达方式，甚至理解情感和意图，是需要大量的知识和推理的。如何将这些知识较完整地加以收集和整理，又如何找到合适的形式将它们存入计算机系统中，以及如何有效地利用它们来消除歧义，都是工作量极大且十分困难的工作。

自然语言处理与跨媒体智能需要重点突破自然语言的语法逻辑、字符概念表征和深度语义分析的核心技术，推进人类与机器的有效沟通和自由交互，实现多风格多语言多领域的自然语言智能理解、自动生成和智能对话。研究超越人类视觉能力的感知获取、面向真实世界的主动视觉感知及计算、自然声学场景的有知觉感知及计算、自然交互环境的言语感知及计算、面向异步序列的类人感知及计算。

8.10 对偶学习

在自然语言机器进行翻译时，语言翻译是双向的。例如，英汉之间的翻译，通常既关心从英语翻译到汉语，也关心从汉语翻译回英语；在语音领域，既关心语音识别的问题，也关心语音合成的问题。当然在图像领域，既关心图像识别，也关心图像生成。类似这样的对偶任务还有很多。例如，在对话引擎、搜索引擎等场景中都有对偶任务。在这些对偶任务中，需要考虑如下两点：第一点，由于存在特殊的对偶结构，两个任务可以互相提供反馈信息，而这些反馈信息可以用来训练深度学习模型；即便没有人为标注的数据，有了对偶结构，也可以做深度学习。第二，两个对偶任务，可以互相充当对方的环境，它们之间的交互就可以产生有效的反馈信号。由此，刘铁岩提出了一个新的学习范式，叫作对偶学习，如图 8.14所示。

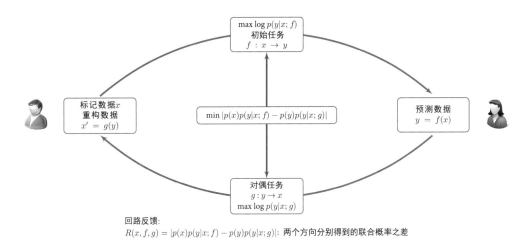

图 8.14　对偶学习示意图

　　假设给定一个英文的句子 x，通过翻译模型 F 的作用，得到一个中文句子 y。那么 y 作为一个中文句子是不是符合语法、是不是顺畅，x 到 y 之间的关系是否和英汉词典一致等，都可以作为反馈信息。同样，用模型 G 把 y 再变成英文句子 x' 后，也可以去衡量 x' 是不是符合语法、是否顺畅、x' 与 y 的关系是否与英汉词典一致，以及 x' 和 x 是否相似，将衡量的结果作为反馈信息。利用这些反馈信息，可以使用包括策略梯度（Policy Gradient）在内的方法来迭代地更新，直到最终得到两个满意的模型 F 和 G。这个迭代过程，每次随机地抽选一个单语语句，进行对偶学习、更新模型；然后再抽选下一个单语语句，进行对偶学习，直到收敛，最终学到两个稳定的模型 F 和 G。

　　由全概率公式和贝叶斯公式可知，这两个对偶任务背后的条件概率是互相约束的，利用这一点可以构造一个非常强的正则项来提高模型的学习效率。

习　　题

1. 大脑的语言中枢有哪些？损伤会造成哪些类型的失语症？
2. 右脑在语言功能方面可能扮演哪些角色？
3. 汉语认知和英语认知，在脑功能机制方面可能存在哪些差异？
4. 叙述从知觉分析到理解的过程中，听觉口语信号在大脑中加工的路径。
5. 简单介绍和比较人脑语言处理模型。

第 9 章　情感与计算

9.1　报偿与动机

当人做出某一决策后如果被证实正确并产生了好的结果，大脑会向负责决策的区域发送"报偿"信号，这会促进人的认知能力进一步提升，形成良性循环，这称为"报偿效应"。神经递质多巴胺的水平对于"报偿效应"十分关键。注射了类多巴胺物质的参与者的"报偿效应"明显增强。注射了多巴胺抑制剂的人则根本体现不出"报偿效应"。然而报偿效应还有成瘾性，所有的药物滥用都刺激了神经递质多巴胺的释放。这被认为与产生愉悦感和报偿效应有关，而多巴胺释放的停止最终导致了对药物的渴望。与可卡因一样，尼古丁激活了边缘系统的神经细胞，这其中就包含多巴胺能神经元。

报偿与动机

动机是引起个体活动，维持并促使活动朝向某一目标进行的内部动力。动机可以分为两类：一类称为生理动机，目的是降低基本生理需求，如饿了有吃饭的动机，渴了想喝水，天冷了要加衣服等，没有这些动机我们将无法生存。生理动机产生的行为称为摄取行为，是为了维持生理平衡，大脑中枢为侧下视丘系统。另一类称为报偿动机，目的是获得某种物质或精神上的报偿，如攻击、探索、性等行为并无非要不可的理由，抽烟、嗜酒与爱吃甜食等行为并不符合"降低基本需求"的要件。报偿动机产生的行为称为欲望行为，是为了满足某种报偿动机，大脑中枢为中脑边缘多巴胺系统。报偿动机模型如图 9.1所示。

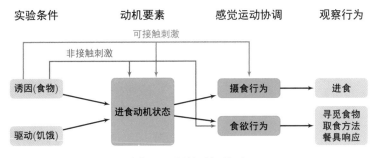

图 9.1　报偿动机模型

眶额叶皮质神经元活动表示报偿期待值，而运动前区皮层神经元的活动则反映了动机的强度。临近报偿时间越短，其行为实验的正确率越高，其前扣带回皮质的神经元活性也越高。

能引起我们兴奋、欣快感觉的脑内物质有三种：多巴胺、血清素和内啡肽（内源性吗啡，可以促进多巴胺分泌）。与报偿及成瘾有关的主要是多巴胺，内啡肽与促进多巴胺分泌有关，可能也与成瘾有关联。

9.2　成　瘾

成瘾的神经机制

毒品成瘾是因为毒品过度活化大脑的奖赏中枢所致。成瘾性最高的毒品如海洛因，甚至可能打一两次就会成瘾。成瘾后会产生耐受性，需要更大剂量的药物才能得到同样的效果，否则就会造成身体和心理的痛苦。因此大部分的人一旦上瘾之后，不是为了追求快乐，而是为了避免戒断的痛苦才会继续。药物成瘾的正负强化机制如图 9.2 所示。

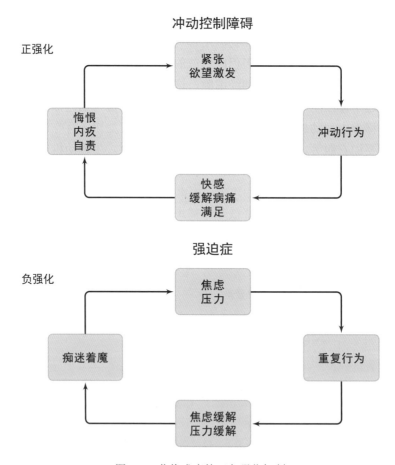

图 9.2　药物成瘾的正负强化机制

图 9.3记录了大鼠 12 h 可卡因自给实验期间、前后伏隔核胞外多巴胺和血清素（5-羟色胺）水平的变化情况。

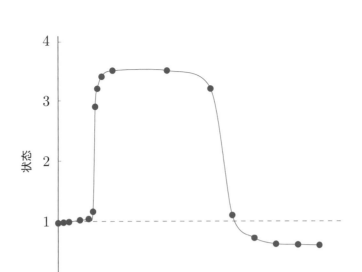

图 9.3　多巴胺随时间变化曲线

　　烟瘾、酒瘾、咖啡瘾、暴食、毒瘾、赌瘾、网瘾都有类似的情况。成瘾者脑内有效的多巴胺水平低于常人，而适度探索新事物的活动有提高大脑多巴胺水平的作用。

9.3　人脑经济学

9.3.1　经济学现象

　　生物在世界上存在的第一个矛盾是能量的稀缺，这也是所有生物竞争和进化的动因。大脑以 2% 的重量消耗人体 20% 的能量，因此能量稀缺是大脑面临的第一难题。哪里有稀缺性，哪里就有经济学。

　　经济学是市场上无序的个体在自发组织下形成有序的市场，并通过价格杠杆实现资源的优化配置，用最少的资源达成最大的功效。用有限的能量，产生最多的信息，这就是大脑应对稀缺性的对策。

　　大脑通过情绪兴趣或注意机制给经过它的众多任务（信息源）排出优先级，分配能量。大脑偏好对那些它擅长的任务给予能量，是大自然优化配置的表现，舒适区就是指这一类任务。

　　情绪是大脑调节能量流动的方式，正如价格是市场调节物资分配的方式。大脑要把稀缺的能量分配给不同的任务，这时大脑要对每一件事进行价格评估。估值的任务就是靠多巴胺提供的，被多巴胺评级高的事物，大脑就给它更多能量，从而提高大脑的信息转换率。人脑不同的估值体系决定人的性格。

顺着内心快乐地做事，从根本上看是节能高效的措施。当然，人可以计算长远的利益而抵触本能的某些情绪。但是，当抵触情绪时，消耗的能量要比顺着情绪大得多，因为需要一个高级的中央控制系统来抵消情绪的趋势，这本身就是耗能的，再加上违逆情绪的任务一般都是信息转换率很低的，因此情绪会通过痛苦来反映它的反抗。

为了长期的繁荣，市场需要规范，通过银行来调节长时间的流动性。情绪的调节水准也就是所谓的情商。对于大多数有成长性的事情，我们并不能自发地开始并感受到快乐，而是存在势垒，必须要先投入一个启动能量，才能突破它，否则就会如同错过一些开始不会被投资者良好估值但长远是黑马的项目，它们需要一定的启动资本才能成长并获得回报。投资者就是分配能量的大脑，而大脑天生吝啬，不喜欢投启动资本，结果埋没了这些项目。大多数需要长期培养的兴趣都属于这一类，如钢琴、绘画、数学、物理等。如果它们真的是潜力股，后期就会脱颖而出。

相反，人需要避免自身处于低能陷阱。跳出低能陷阱，开启新的大脑正反馈通路的成本叫作低能势垒。无法突破低能势垒，是很多人无法达到自身最佳状态的原因，即人被困在一种简单无脑的惯性状态。

如果把大脑可能执行的任务及其所需能量转换为空间能量曲面，除了时间、空间等维度之外，把达到每个任务的实现难度标记为需要攀登的高度，舒适区就是这张曲面的谷底。大脑偏好节能，待在谷底也会感到特别舒服，然而在这个位置上，大脑潜能却处在闲置状态。舒适区可能与真正的那个可以吸收整个生命能量的最优点相去甚远，但是却极难跳出。一个人所能达到的人生建构，取决于对自己完整的能量曲面的认识，以及是否能够努力找到那个全局最优点。

有时候人们一开始也想要跳出舒适区，但当情绪绝命反抗，就再次掉入谷底。因此，人们要做的不是马上跳出，而是用理性自律修正能量曲面，减小低能势垒。只有一边行动，一边观察自己的情绪，来清晰自己是否在正确的方向，在舒适区和挑战区的边缘寻找突破点，在不断循环反馈中解放情绪的力量。

人进入心流状态后会进入全神贯注的状态，感到一种内生的喜悦，低能势垒被所做的事情抵消掉了。心流的一个根本特征是内在的报偿，追求从所做的事情本身得到补偿，而不是因为它的外部价值。在心流状态里，情绪起到润滑剂也就是正反馈的作用，连续不断地产出多巴胺，以致忘我。极限运动中的人一般都处于心流状态。例如，冲浪，优秀的冲浪选手盯住即将到来的浪花，脑中已经想到了它下一刻的走势，他顺势做出一个动作，当他的决定让他站立在浪潮之巅，他的内心的高潮也达到顶峰，近乎忘乎所以、天人合一的状态。心流中的人处在一种"感知"，在多巴胺和赫布定律同时作用下"行为"和"反馈"完美衔接的状态，调动最大的创造性潜能。

如图 9.4所示的心理三圈理论，核心圈是舒适区，追求舒适是人的本性。但长期处于这个区域的人，日子会因安逸而颓废，不思进取。挑战区在舒适区的外层，紧贴着舒适区。身处挑战区的人，精神上兴奋，心理上适度焦虑，大脑开放，因学习成长而对未来充满期待。恐惧区在挑战区的外层，也是认知世界三圈理论的最外圈。身处恐惧区的人，无论思维、情绪和行为都会比较混乱，压力已超过心理承受范围，对一个人的身心健康不利。

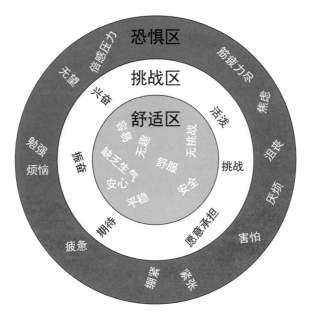

图 9.4　心理三圈理论

实际工作与生活中，舒适区、挑战区和恐惧区交叉运行，没有严格的界限。以跑步为例，初始的慢跑预热，到匀速的中跑，到强力的最后冲刺。过程中伴随着初始时微风拂面的舒适，到心跳加速，到竭尽全力的忍耐，到大汗淋漓的畅快。

人是环境的产物。熟悉的家园，熟悉的工作，熟悉的社区，熟悉的城市，熟悉的人，这一切会让人感觉舒适，久之也会让人厌倦。

希腊有句谚语说"在痛苦中学习"，意思是学习知识必然是痛苦的，因为只有在痛苦的实践中才能学到东西。

判断自己是否身处挑战区，有个典型的特征便是心理上的痛苦，过多心理上的痛苦就会引起人们逃避现实的心理反应。人们需要直面痛苦，在痛苦中反思，进而修正自己的行为并提升认知，所以总结出"痛苦 + 反思 = 进步"。

9.3.2　能量函数

大脑无时无刻不在消耗能量，其状态可以直接或间接度量，已经成为窥探内在机制的重要手段，例如脑网络演化动力学中所需的能量驱动力。对于任意一个沿时间 t 存在 n 个采样点的脑功能时间序列 x，将其表示成时间函数 $x(t)$，则可经傅里叶变换为：

$$F(\mu) = \sum_{t=0}^{n-1} x(t)\mathrm{e}^{-\mathrm{i}\mu t} \tag{9.1}$$

则频率 μ 所对应的幅值 $|F(\mu)|$ 为该频率下的能量谱，虚部与实部比值的反正切即为其相位。相位在时域上提供时间差，为脑功能网络演化提供准确的时间维度，能量谱提供不同的时间序列对应能量，为脑功能演化提供驱动力，网络化呈现脑认知功能能量场和意识流，将为解析脑认知提供重要途径。

对于智能模型构建，假设面对一个预测问题：一个概率模型利用观测到的输入数据 X 来预测输出数据 Y。若想完成此任务，需要学习 X 到 Y 的映射规律，并求取能够使得 $P(Y|X)$ 最大化的映射参数 Θ。当给定输入数据 X 和映射参数 Θ 时，必然会得到一个对应的输出 Y，定义 $E(Y, X, \Theta)$ 为此时概率模型的能量。基于能量原理，对于训练集中每一个输入样本 X，输入输出组合 (X, Y) 对应的能量当且仅当 Y 是期望输出时，$E(Y, X, \Theta)$ 都是局部最小值，即直观上应该在模型所确定的曲面"坑底"；Y 越偏离期望输出，概率模型所处的能量值越大。由此，可得概率模型为：

$$P(Y|X; \Theta) = \frac{1}{Z_\Theta} e^{-E(Y, X, \Theta)} \tag{9.2}$$

其中，$E(Y, X, \Theta)$ 表征的是带参数 Θ 的未定任意函数，称为"能量函数"，而 Z_Θ 是其对应的归一化因子，有 $Z_\Theta = \sum_{X, Y} e^{-E(Y, X, \Theta)}$。式 (9.2) 所示的分布就是所谓的"能量分布"，在基于数据驱动的智能模型构建中起到非常重要的作用。

9.4 强化学习

强化学习（Reinforcement Learning, RL），又称神经动力学规划或增强学习，用于描述和解决智能体在与环境的交互过程中通过学习策略以达成回报最大化或实现特定目标的问题。这里所谓的环境，不仅表示智能体外部世界中的内容，还表示相对于奖励学习而言外部的内容，可能仍位于智能体内部。强化学习已经成为机器学习的范式和方法论之一。

强化学习理论受到行为主义启发，主要思想是先行动起来。如果方向正确，就继续前行；如果错了，吸取经验，好好改正，从自身的以往经验中不断学习来获取知识，从而不需要大量标签，只需利用评价行为好坏的奖惩机制进行反馈，自己"学习"。

常见模型是标准的马尔可夫决策过程（Markov Decision Process, MDP）。强化学习的变体包括逆向强化学习、阶层强化学习和部分可观测系统的强化学习。

对于智能体，在时刻 t，对不可全知的当前环境，只能采取对环境的观察 O_t，选择一个行为 A_t，得到一个奖励打分 R_{t+1}，然后继续选择动作，循环往复。因此，t 时刻所包含的整个历史过程可以表示为 $H_t = O_1, R_1, A_1, \cdots, O_{t-1}, R_{t-1}, A_{t-1}, O_t, R_t, A_t$，当前的状态 S_t 是所有已有信息序列的函数 $S_t = f(H_t)$，用于决定未来状态。

策略 π 是从状态 S 到行为 A 的一个映射，可以是确定性的，也可以是不确定性的，即动作将会根据策略 $\pi(a|s)$ 来进行选择。

状态价值函数是每种动作可能带来的未来奖励，用于评估策略。$v_\pi(s) = E_\pi(R_{t+1} + \gamma R_{t+2} + \gamma^2 R_{t+3} + \cdots | S_t = s)$，即在 s 状态和策略 π 时，采取行动后的价值由接下来的时刻的 R 的期望组成，其中 γ 是奖励衰减因子，用于控制当前奖励和未来奖励的比重。γ 越小表示越重视现在，但由于环境不可全知，后续存在不确定性。

强化学习中的模型用来感知场景的变化，解决两个问题：一个是状态转换概率 $P^a_{ss'}$，即预测在 s 状态下，采取动作 a，转到下一个状态 s' 的概率；另一个是预测可能获得的即时奖励 R^a_s。

探索率 ϵ 是探索与发掘（Exploration & Exploitation）平衡率。强化学习类似于一个试错的学习，需要从其与环境的交互中发现一个好的策略，同时又不至于在试错的过程中丢失太多的奖励，而探索（发现新的路径）和发掘（选择当前最佳）就是进行决策时需要平衡的两个方面。当训练时选择最优动作，会有一定的概率 ϵ 不选择使奖励值最大的动作，而选择其他的动作，进行那些"未知"领域的探索，期望有新的更大回报。

马尔可夫决策过程包含历史信息。强化学习过程中，不能完全知晓环境的具体状况，只能与环境进行交互，为了简化模型，假设这一交互序列服从马尔可夫性，即 $P^a_{ss'} = \mathbb{E}(S_{t+1} = s' | S_t = s, A_t = a)$，表示当前的状态转移概率只与前一个状态有关，同理，在状态 s 和策略 π 下的价值函数简化为 $v_\pi(s) = E_\pi(R_{t+1} + \gamma v_\pi(S_{t+1}) | S_t = s)$。

为了使模型训练得最好，学习完成任务的最好策略，关键是如何得到最好的价值函数呢？首先对于状态 s，根据策略采取行为 a 的总奖励 q 由当前奖励 R 和对未来各个可能的状态转换奖励的期望 v 组成，根据一定的概率 ϵ 每次选择奖励最大的 q 或探索，便可以组成完整的策略，那么目标就变成了计算价值函数 q（quality），如式 (9.3) 所示。

$$q_\pi(s, a) = R^a_s + \gamma \sum_{s' \in S} P^a_{ss'} v_\pi(s') \tag{9.3}$$

有些情况下，也可通过逆强化学习来学习得到价值函数。

求解方法主要有穷举法、动态规划、蒙特卡罗、时序差分、深度神经网络。

Kulkarni 等提出了一个分层深度 Q 网络强化学习（hierarchical-DQN，h-DQN）框架，如图 9.5所示。

该框架将在不同时间范围内运行的层次化行动价值功能与目标驱动的内在动机的深度强化学习相结合，将控制问题的形式转换为寻找使预期的未来回报最大化的策略 π。价值函数 $Q(s, g)$ 是总体目标，以表示状态 s 实现给定目标 $g \in G$ 的情况。每个价值函数 $Q(s, g)$ 可用于生成一个策略，该策略在智能体到达目标状态 g 时终止。这些策略的集合可以在准马尔可夫决策过程的框架内按时间动态地分层学习或完成计划。在高维问题中，这些价值函数可以通过神经网络近似为 $Q(s, g; \theta)$。

该框架具有在不同时间范围内工作的分层组织的深度强化学习模块，允许灵活的目标定义。该模型在两个层次上进行决策：顶层模块（元控制器）接受状态并选择新的目标；下层模块（控制器）同时使用状态和所选目标来选择操作，直到达到目标或事

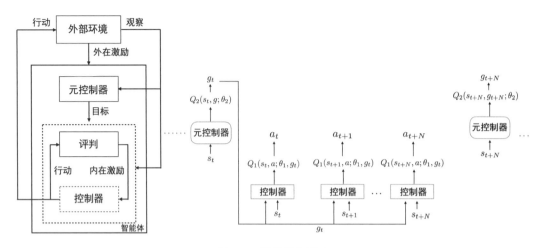

图 9.5　层级强化学习

件终止为止。在不同的时间尺度上使用随机梯度下降训练模型，以优化预期的未来内在（控制器）和外在奖励（元控制器），其中元控制器和控制器使用单独的 DQN。元控制器查看原始状态，并通过估计动作值函数 $Q_2(s_t, g_t; \theta_2)$ 来制定针对目标的策略（以最大化预期的未来外在奖励）。控制器接受状态和当前目标，并通过估计行动值函数 $Q_1(s_t, a_t; \theta_1, g_t)$ 来估计行动（通过最大化预期的未来内在报酬）来产生行动策略。当且仅当达到目标时，内部批判函数才能为控制者提供积极的奖励。当一个阶段的工作结束或达到 g 的目标时，控制器终止；然后元控制器选择一个新的 g，重复该过程。

9.5　理性与情绪

前额叶的认知功能

　　大脑前额叶可以分为背外侧、腹内侧和眶额回三部分，其中前两部分负责认知处理，眶额回则主要和情绪处理相关。

　　前额叶与大脑的决策有关，在演化上，只有灵长类具有较大的前额叶，在发育上，前额叶也是最后才发育成熟的地方。

　　大脑执行具有意义的目标导向行为是前额叶的功能，如图 9.6所示。

　　人的大脑中有两个部分负责记忆：杏仁核用于情绪记忆（与情感、欲望有关的记忆），海马区则用于情景记忆（与事实、特征有关的记忆）。杏仁核和海马区联动，将"情绪"与"情景"结合起来，形成"情景模式"。

　　我们看到熊会逃跑，是因为我们害怕，还是因为跑所产生的恐惧？目前认为正确的模式是：刺激 → 潜意识的感情 → 感觉。情绪不是情境的思考整合，它不是推理，当人们情绪激动时，它不能通过陈述心中的想法来了解这个情绪。情绪和认知是分开的，但相互作用的心智功能，是靠着不同但有互动的大脑系统来媒介运作的。

　　人类的恐惧反应回路如图 9.7所示。

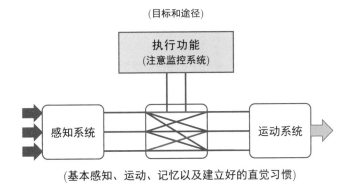

图 9.6 前额叶功能

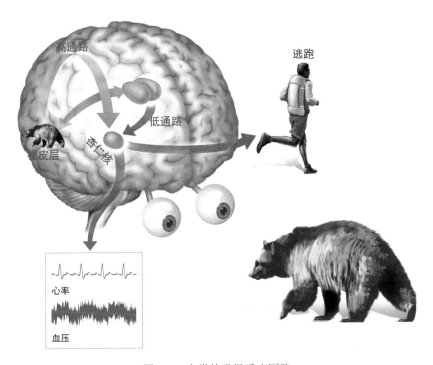

图 9.7 人类的恐惧反应回路

人类的恐惧反应回路

　　恐惧感受可以在快速且无意识状态下刺激杏仁核，看到模糊的图像比看到清晰的图像更易让我们产生恐惧情绪。盲视的人（大脑枕叶视觉区受损）看不见物体但却能躲避障碍，看不见恐怖图像但能产生恐惧感受。这表明丘脑到杏仁核低通道的作用。

　　情绪的表情虽然有时可以用意志力控制，但是大部分时候是非自主性的。人类共通的情绪表情至少有 6 种基本的、15 种复合的，其中基本的有：生气、快乐、厌恶、惊讶、伤心、恐惧。

　　恐惧情绪与杏仁核有关；生气的表情会让眶额皮质及前扣带回活性增强；伤心的情绪会让杏仁核及右侧颞极活性增强，即使看到别人难过也会增强这两个区域；厌恶的感受会让前脑岛及前扣带回活性增强，即使看到别人感受到厌恶也会增强这两个区域，具

159

体如表 9.1 所示。

表 9.1　情绪脑区

情绪	相关脑区	功能角色
恐惧	杏仁核	学习，逃避
愤怒	眶额皮质，扣带前回	表明违反社会准则
悲伤	杏仁核，右侧颞极	退缩
厌恶	前脑岛，扣带前回	规避

9.6　情　绪　脑

情绪的脑机制

　　第 1 章介绍了大脑的三位一体，也称为"三脑原理"：古脑，也称为爬行脑，即脑干和小脑，是本能脑或者生存脑；旧脑，也称为哺乳脑，主要是边缘系统，是情绪脑；新脑，也称为新皮质或新哺乳动物脑，是视觉脑或者智慧脑或者理性脑。

　　人脑从外界接收信息产生情感，通常有两条通路可以传递给大脑：一条是短通路，丘脑 → 杏仁核；一条是长通路，丘脑 → 扣带回 → 大脑各区域相应皮质 → 杏仁核。通常形象地把短通路称作"情绪脑"，而把长通路称为"理性脑"。这两条通路如图 9.8 所示，除了路径长短的区别之外，携带的信息量也相去甚远。

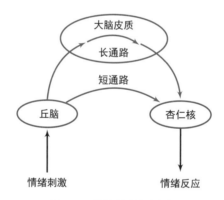

图 9.8　情绪的长短通路

　　从丘脑直接到杏仁核这条短通道，只能携带少量信息，最突出的特点是"快"。例如，原野上有一头野兽向人们冲过来，这时候，大脑就会启动最短的信息传递通道，杏仁核立刻做出反应——要么迎战，要么逃跑。

　　长通路则可以携带大量信息，对信息的加工也更为精细。通过这条路径，人们可以充分地思考、权衡，并做出理性的决定。当然，长通路也需要更长的时间做出反应，血清素在负责理智和愤怒的大脑部位之间充当信使。

在亿万年的进化中,"原始脑"帮人们逃避野兽、躲避危险。而在现代社会中,极少遇到生死攸关的事件,频繁地启动情绪脑就显得不合时宜。相反,在分工协作中,理性脑则显示出了绝对的优势。

感情用事有时不是坏事:额叶眼眶面皮质受损的病人,能够分析复杂财经问题,记忆力及智商也没有变差,但其即使是对芝麻大的小事也无法下决定。情绪有时也会让大脑更有效率,如在一些竞技比赛中显得更为重要。

分心是感情调节的重要方式,把注意力转到别的事情上,往往是暂时的;更重要的方式是重新评估,借由重新思考某个事件的意义来改变你对它的感受。擅长重新评估的人,多半情绪比较稳定,情商较高。看心理医生能获得好处,也是因为改善了重新评估的能力,用比较建设性的方式去看事情。

9.7 情感与选择

选择多不等于好,选择引起情绪变化的曲线如图 9.9 所示。

情绪与选择

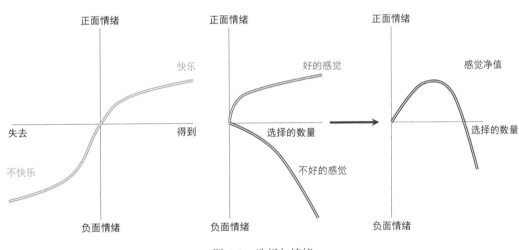

图 9.9 选择与情绪

面对选择,需要考虑以下几方面。

机会成本:为了得到某种利益而所要放弃另一些利益的最大价值,也可以理解为在面临多方案择一决策时,被舍弃的选项中的最高价值则是本次决策的机会成本。

沉没成本:在一件事情上投入越多,便越难以放弃,因为放弃意味着前功尽弃。

损失规避:失去的痛苦要远大于得到的快感。

选择越多,失落感越深。后悔加重了成本。毫无限度的选择所造成的后果,可能比轻微的失落感还严重,而变成痛苦。

1. 用直觉脑做瞬间决策

情绪其实是决策过程当中很关键的一部分，在我们与自己的感情脱钩时，即使最无关紧要的决策都将难产。一颗不能感觉的脑，就不能下定决心，情绪让我们的头脑更有效率。

2. 预测脑帮你迎接挑战

情绪其实也是一种预报，多巴胺神经元会自动侦测一些我们在意识层面没有注意到的微妙模式，对于这些意识上无法了解的数据，多巴胺神经元会先彻底消化，然后，等到备妥一组精炼后的预报时，多巴胺神经元就会把这些预报转换成情绪。

要信任自己的情绪，需要不断保持警觉，聪明的直觉是刻意练习的结果。多巴胺神经元会因预测到奖赏而兴奋，但对于意外的惊喜，兴奋的程度会更强。

3. 别掉入情绪脑的陷阱

虽然情绪脑具有惊人的智慧，但也具备了先天的缺陷。当这些缺陷展露时，就是人类心智里的野马脱缰狂奔的时刻（如赌吃角子老虎、选错股票、刷爆信用卡）。当情绪失控时，酿成的后果将和完全感觉不到情绪一样凄惨。然而，人类虽然无法关闭情绪脑，但可以用理性脑来调节。

4. 理性脑能够化险为夷

在做决策时，损失的阴影会盖过对获利的盼望，因为我们对坏事的感觉比对好事强烈得多，理性脑往往是通过延迟满足带来获利。

5. 避免让焦虑脑想太多

凡事多一分深思熟虑未必比较好，"想太多"让表现失常，思考过度，反而弄巧成拙。前额叶皮质同时只能处理有限的信息，过多的不相干信息反而会搞砸我们的决策。

6. 道德脑天生有同情心

道德是关于如何对待他人的决策，是一种独特的决定，须将他人纳入考量，而同情是道德决策的基础，同情他人的感觉可以让人行事公平，此种本能的同情心是利他行为的重要动机。另外，如同"戒律"的遵守，也是一种道德，对自己洁身自爱，对他人尊重、感恩，自我叮嘱守戒。

7. 辩论脑爱和自己辩论

人们的大小决策，都经过大脑理性与冲动的激烈辩论，在做决定时，一定要抗拒那种压制异议的冲动。人们应多花一些时间，倾听大脑各部位的反应。良好的决策很少来自虚假的共识。

困难的问题交给情绪脑来决定，然后交给理性脑来补充、判断，也就是"情绪脑"裁示，"理性脑"解释。

9.8 预测与期望

预测塑造了人们感知、理解这个世界的方式。一般情况下，先验信息会影响人们的感知和观念。Teufel 和 Fletcher 较为系统地综述了人脑作为预测机器是如何工作的。

大脑使用感官输入来发现周围的结构，从而创造出对环境的表征。这样的表征是施动者调控与外界交互的关键。然而，感官输入含义模糊并且充满噪声。因此，大脑对环境的准确表征，也需要先验信息。先验信息提供的预测也许能消除感官信号的模糊，并且让人可以推测出导致感官输入的外部刺激。根据这个预测加工的框架，基于关于外部世界的先验信息做出预测，是大脑的关键功能。

在控制论的领域，一套互动组件构成的系统细分成许多施动者及其环境。如何分辨系统、施动者和环境，取决于具体的问题。例如，系统可能是一条鱼（施动者）根据漩涡和水流（环境）做出反应。此外，系统也可以是鱼骨骼器官的部分（施动者），在整个身体（环境）中活动。又或者，我们可以将水流和其中的所有生物视为系统。施动者在面对环境的变化时，如何与环境交互从而维持内在的稳态，最佳反应是预先行动而非随机应变。由此，预测是必要的。

既然环境多变，施动者也要多变。在控制论的领域中，多变性是指一个系统（环境或者施动者）能处在的状态的总数。如果一个施动者为了维持自己内在的稳态，去控制或调节环境对他们的影响，那么施动者能处的状态总数一定大于环境影响他们的方式总数。这就是所谓的必要多变性定理。值得注意的是，这个定理是指施动者通过应对环境的影响，在理想范围内维持内在稳态的能力，而非其直接影响环境的能力。为了成功对环境变化做出正确反应，施动者需要对环境的相关方面进行建模和预测。

环境中不可变的规则性反映在相应的独立于情景的预测机制中，这些机制作用于自下而上的处理，将这些机制称为约束。同样地，外部世界上下波动的、依赖于情景的规则性指向由自上向下过程实现的灵活的、依赖于情景的预测机制，称为期望。

"自上而下的光的先验"提供了一个很好的例子。光线照射到视觉场景的方向和由此产生的阴影，提供了人类视觉系统用来推断物体形状的信息。在缺乏光源位置的明确信息的情况下，人类观察者判断物体的性状表明，视觉系统会保守地预测光线来自上方。这种预测可以通过经验来修正；经过训练后，观察者收到的反馈表明光源的位置已经改变，视觉系统的预测就会移动到新的位置。

当然，光的先验是作为自下而上处理的一种约束实现的，并且不受短期经验的影响。训练并没有改变原来的约束条件，而是产生了一种新颖的、与环境相关的预期，即光线已经发生了变化。

自下而上的约束和自上而下的期望可能以一种完全不同的方式相互作用。由于约束在很大程度上不会因为预期的短期变化而变化，约束和预期可能会影响相同的过程，但不会相互直接影响而相互对齐。大量错觉也许产生于预测处理的过程之中。

持续性暴露于相同或类似感官刺激下可能影响人们的感知觉加工，这种现象通常称为适应。这种适应有两种加工机制：一种是受情境独立限制影响的自下而上加工；另一种是受情境相关预测影响的自上而下加工。后者能够在多变的环境下发挥作用。

9.9　期望最大化

"猜大小"问题，前四次结果依次为"大、大、大、大"，请问第五次该猜大还是小。

频率匹配策略：小；期望最大化策略：大。

设"小"的概率 p，显然这是一个典型的两点分布 $B(1,p)$。用随机变量 X 表示猜的结果，$X = 1$ 表示"大"，$X = 0$ 表示"小"。如果现在得到了一组抽样数据 $(x_1, x_2, \cdots, x_n)$，那么猜的过程中得到这组数据的概率：

$$f(X_1 = x_1, X_2 = x_2, \cdots, X_n = x_n; p) = \prod_{i=1}^{n} p^{x_i}(1-p)^{1-x_i} \tag{9.4}$$

这个联合概率叫作样本的似然函数，为了对这个连乘求极值，把式 (9.4) 两边同时取对数，记为对数似然函数 $L(\cdot)$。$L(p)$ 关于 p 的求偏导数，令偏导数为 0，即可求得使得 $L(p)$ 最大的 p 值。

$$\frac{\partial L(p)}{\partial p} = 0 \Rightarrow \hat{p} = \sum_{i=1}^{n} \frac{x_i}{n} \tag{9.5}$$

求得 p 的最大似然估计，用 $\hat{p}$ 表示。

其他分布可能计算过程更加复杂，然而基本的步骤与上述例子是一致的。

再看一个例子：假设现在班上有男女同学若干，同学们的身高是服从正态分布的，但男生身高分布的参数与女生身高分布的参数是不一样的。现在如果给出一个同学的身高，确定这个同学是男是女。

这种情况属于多个类别的样本混在一起，不同类别样本的参数不同，现在的任务是从总体中抽样，再通过抽样数据估计每个类别的分布参数。这就是所谓的"在依赖于无法观测的隐藏变量的概率模型中，寻找参数最大似然估计"，隐藏变量在此处就是样本的类别（比如例中的男女），可用最大期望算法求解。

最大期望（Expectation-Maximization, EM）算法是一类通过迭代进行极大似然估计（Maximum Likelihood Estimation, MLE）的优化算法。EM 的求解思路分为两步：① 先根据经验为每个类别（即隐藏变量）赋予一个初始分布，这相当于假定了分布参数。然后根据分布求取每个数据元组的隐藏变量的期望（相当于实施了归类操作）；② 再根据归类结果计算分布参数的最大似然值，然后根据这个最大似然值再反过来重新计算每个元组的隐藏变量的期望。这样循环往复，最终隐藏变量的期望与参数的最大似然值趋于稳定。

结合上面的例子具体有如下两个步骤：① 先根据经验估计男生的身高分布为 $(1.7, 0.1)$，女生的为 $(1.55, 0.1)$，当然这只是人为地初步确定，不一定准确；然后可根据分布参数求出每个数据（身高值）是男生的还是女生的，这个分类结果就是隐藏变量的期望；② 再写出最大似然函数，根据每个数据在①步中获知的隐藏变量求出参数列表的最大似然值，反过来再执行①步，反复迭代，直到收敛。

由此，EM 算法由两步组成，第一步是 E（Expectation）步求期望，第二步是 M（Maximum）步最大化似然。

9.10　对　抗　网　络

借助人脑双通道，对抗网络（Generative Adversarial Nets, GAN）架构实现起来非常直观，如图 9.10所示。

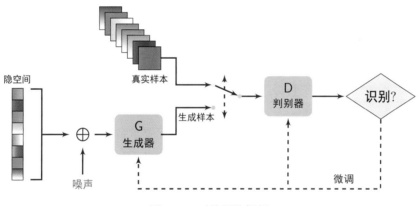

图 9.10　对抗网络框架

为了学习生成器在数据 x 上的分布 p_g，首先定义一个关于输入噪声变量的先验分布 $p_z(z)$，其中 z 是噪声变量。接着，GAN 表示从噪声空间到数据空间的映射 $G(z, \theta_g)$，其中 G 是一个由参数为 θ_g 的神经网络表示的可微函数。另一个神经网络 $D(x, \theta_d)$ 也用参数 θ_d 定义，$D(x)$ 表示 x 来自真实数据而不是来自生成器 G 的概率。对判别器 D 进行训练，以最大化为训练数据和生成器 G 生成的假样本提供正确标签的概率。同时，训练 G，最小化 $\log(1 - D(G(z)))$。

对于 P, Q 为两个分布，依 f-散度（f-divergence）和芬切尔共轭（Fenchel Conjugate）性质可得：

$$D_f(P\|Q) = \max_D \{E_{x \sim P}[D(x)] - E_{x \sim Q}[f^*(D(x))]\} \tag{9.6}$$

其中，$f^*(t) = \max_{x \in \text{dom}(f)} \{xt - f(x)\}$。令 P_{data}, P_G 分别为训练数据的分布和生成器生成

数据的分布，那么公式 (9.6) 可以改写为式 (9.7)：

$$D_f(P_{\text{data}} \| P_G) = \max_D \{ E_{x \sim P_{\text{data}}}[D(x)] - E_{x \sim P_G}[f^*(D(x))] \} \tag{9.7}$$

这里 $f(u) = u\log u - (u+1)\log(u+1)$，其芬切尔共轭（Fenchel Conjugate）$f^*(t) = -\log(1 - \exp(t))$。

对抗网络训练就是要找一个 P_G 和 P_{data}，越相近越好，也就是求解下面公式 (9.8) 找一个 G 来最小化散度。

$$
\begin{aligned}
G^* &= \arg\min_G D_f(P_{\text{data}} \| P_G) \\
&= \arg\min_G \max_D \{ E_{x \sim P_{\text{data}}}[D(x)] - E_{x \sim P_G}[f^*(D(x))] \} \\
&= \arg\min_{\theta_G} \max_{\theta_D} V(\theta_G, \theta_D)
\end{aligned}
\tag{9.8}
$$

公式 (9.8) 经公式 (9.9) 和公式 (9.10) 迭代训练求解。

$$\theta_D^{t+1} \leftarrow \theta_D^t + \eta \nabla_{\theta_D} V(\theta_G^t, \theta_D^t) \tag{9.9}$$

$$\theta_G^{t+1} \leftarrow \theta_G^t - \eta \nabla_{\theta_G} V(\theta_G^t, \theta_D^t) \tag{9.10}$$

9.11　自律与自监督

自律是指在没有人现场监督的情况下，通过自己要求自己，变被动为主动，自觉地按自己颁布的道德规律而认知和行为。人有多自律就有多自由。在这个过程中人脑元认知起到重要的调控作用。

在机器学习中也有自监督学习，主要是利用辅助任务从大规模的无监督数据中挖掘自身的监督信息，通过这种构造的监督信息进行训练，从而可以学习到对下游任务有价值的表征。当前主要有基于上下文、基于时序、基于对比、基于帧的相似性、多个视角（multi-view），通过学习对两个事物的相似或不相似进行编码。

9.12　情 感 计 算

情感是智能的一部分，而不是与智能相分离的，因此人工智能领域的下一个突破可能在于赋予计算机情感能力。情感能力对于计算机与人的自然交往至关重要。情感计算就是要赋予计算机类似于人一样的观察、理解和生成各种情感特征的能力，最终使计算机像人一样能进行自然、亲切和生动的交互。

情感计算的重点就在于通过各种传感器获取由人的情感所引起的生理及行为特征信号，建立"情感模型"，从而创建感知、识别和理解人类情感的能力，并能针对用户的情

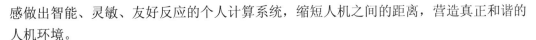

感做出智能、灵敏、友好反应的个人计算系统，缩短人机之间的距离，营造真正和谐的人机环境。

然而，情感具有复杂性。

（1）外在复杂性的探讨。

相比其他情感表征（手势、步伐、声音等），面部表情是最容易控制的。面部表情是人脸上不同情绪的反应，实际上表达情绪时是脸部、眼睛或皮肤肌肉位置的变化。对情感最容易理解的是坦率的面部表情，然而不同国家的人面部表情各不相同。

（2）内在复杂性的探讨。

文本句子中每一个形容词、动词或者仅仅是一个字都可以表达情感状态。使用任何文字表达情感是受文化影响的，文化在情感文本表达中的作用这一问题需要自然语言研究者们创造更强大的检测算法。

情感计算是一个高度综合化的技术领域，其主要研究内容如下。

1. 情感机理

情感机理的研究主要是情感状态判定及与生理和行为之间的关系。任何一种情感状态都可能会伴随几种生理或行为特征的变化；而某些生理或行为特征也可能起因于数种情感状态。因此，确定情感状态与生理或行为特征之间的对应关系是情感计算理论的一个基本前提，这些对应关系目前还不十分明确，需要做进一步的探索和研究。

2. 情感理解

通过对情感的获取、分析与识别，计算机便可了解其所处的情感状态。情感计算的最终目的是使计算机在了解用户情感状态的基础上，做出适当反应，去适应用户情感的不断变化。因此，这部分主要研究如何根据情感信息的识别结果，对用户的情感变化做出最适宜的反应。

3. 情感表达

前面的研究是从生理或行为特征来推断情感状态。情感表达则是研究其反过程，即给定某一情感状态，研究如何使这一情感状态在一种或几种生理或行为特征中体现出来。例如，如何在语音合成和面部表情合成中得以体现，使机器具有情感，与用户进行情感交流。情感的表达提供了情感交互和交流的可能，对于单个用户来讲，情感的交流主要包括人与人、人与机、人与自然和人类自己的交互、交流。

4. 情感生成

在情感表达基础上，进一步研究如何在计算机或机器人中，模拟或生成情感模式，开发虚拟或实体的情感机器人或具有人工情感的计算机及其应用系统的机器情感生成理论、方法和技术。

到目前为止，有关研究已经在人脸表情、姿态分析、语音的情感识别和表达方面获得了一定的进展。

习　　题

1. 简单介绍情绪双通道。
2. 解释杏仁核在恐惧性条件反射中的作用。
3. 人类有哪些基本情绪？跟情绪相关的大脑结构有哪些？
4. 简述脑与认知科学对我们在生活中如何做出决策所带来的启示。
5. 简述对抗网络的神经基础。
6. 分析情感计算的复杂性。

第 10 章 发育与可塑

10.1 脑功能发育

成年人脑是由 860 亿个左右的脑细胞组成的信息储存库。脑功能具有整体性、补偿性、连通性，与脑的发育、可塑密切相关。

脑的发育

从人类大脑的重量来看，新生儿的脑重 380 g 左右，九个月时约 660 g，2 岁半到 3 岁时为 900~1 011 g，7 岁时约为 1 280 g，已接近成人 1 420 g 的水平了。只要男性脑重不低于 1 000 g，女性脑重不低于 900 g，就不会影响脑的机能和聪明才智的开发。爱因斯坦的脑子不比他人的脑子大，而其脑 2.6 磅的重量也不比别的脑子重。脑内的有些变化是随着年龄发生的。

大脑的认知功能与发育过程密切关联。3 个月大的婴儿知道物体不可能悬空而立；18 个月大的幼儿可以理解别人的观点；婴儿有非常细致的语音分辨能力；20 个月大的幼儿可以借由统计信息来理解别人的偏好；会运用统计结果来学习机器运作；儿童在游戏中探索因果关系；直接告诉幼儿正确答案会抹杀他们的创造力；婴幼儿的前额叶缺乏控制力，但在不受抑制的情形下，反而让他们可以创造探索、灵巧学习；婴儿天生会数数。

婴儿大脑中的连接更令人惊奇的是，一个两岁孩子的大脑里有数万亿个连接——是成人大脑连接数量的两倍。大脑对各种输入都会建立连接，以便适应和生存。但随着时间的流逝，有些连接会一再被使用，而另一些则会半途而废。为何我们长大后不容易学新的语言或技能？这一叫作神经剪枝的正常过程解释了为什么孩子在很小的时候最容易学习一种语言的准确口音。如果大脑不时常接触那门语言，某些突触就会退化，大脑就不能再那么容易地听懂或形成某些语音了。神经剪枝也说明了为什么常规和重复对小孩非常重要，因为这些方法能促进学习，帮助大脑理解哪些事重要。

脑灰质以每年 0.7% 的速度慢慢减少，一直持续到 20 岁出头，这样就像大树在"修枝剪叶"，许多不需要的脑细胞在此阶段快速消失。而另一方面，脑白质却像树木的年轮一圈一圈地逐年增厚。脑白质就类似于电线上的绝缘体，能使神经信号的传输更为快速和有效。

处于大脑最前部的额叶是大脑中最晚发育成熟的部分，它直接关系着人的行为。在正常情况下，额叶对其下层脑组织具有控制作用，当额叶没有发育成熟时，这种控制作用就会显得比较薄弱。

虽然大脑发育大多是在宝宝的前 3 年发生，但幼儿园的生活会继续促进大量神经元的形成。孩子学东西很容易，特别是在 3~6 岁的时候，不只是正规的学科，还有社会规

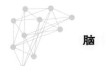

则，复杂的名词，如何进行体育运动和游戏、方向感，如何摆弄小玩具，什么东西应该放到哪里等。

不过，大脑的冲动控制和判断功能，要等到以后上学期间发育，并且要到青春期后才能完全被激活，进入叛逆期。

概算能力是天生的，线性数量概念是文化建构的。

阅读改变大脑的神经网络，汉语及英语具有共通的特质，即使母语不同，他们使用的大脑结构也很相似。

10.2　脑功能可塑性

脑的可塑性

动态性、可塑性是大脑的本质特征。每一个经验都可能改变大脑的连接。大脑的可塑性就是越常用的，连接越强。出生时大脑是个很粗略的简图，因为神经还未分化完成。关键期时，接触到刺激可以让皮质分化，而自闭症可能是过早关掉了关键期。

大脑地图上的神经元会因为它们长期在同一时间一起活化而连接得更紧密，临时抱佛脚与每天念书慢慢累积这两种神经回路的改变是不同的。人脑的可塑性伴随人的一生，即使老年人也可以改善认知功能。

弱视儿童的视力矫正训练就是大脑可塑性的一个例子，他们需要在视力发展的关键期将视力正常的眼睛用眼罩遮住，用弱视眼睛观察周遭的事物，从而重新连接大脑的线路，让受损的眼睛恢复视力。

加强使用特定手指可增大其在大脑皮质上的区域；强迫两指并用可改变其在大脑皮质上的区域；大脑灰质上的增大可影响猴群的社会地位；合理使用网络可增大某些大脑皮质上的区域；"适当运动使人聪明"；丰富的环境可促进老鼠海马回神经细胞增生。

如图 10.1所示的实验证实学习和运动等丰富元素可增强海马齿状回神经元增殖和

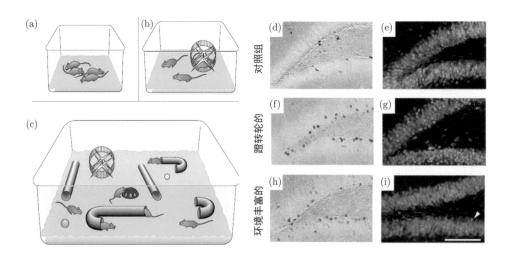

图 10.1　丰富的环境可促进老鼠海马回神经细胞增生

神经发生。图 10.1 表示不同实验组大鼠的生活状况；图 10.1(a) 为一个标准外壳笼；图 10.1(b) 为一个装有轮子的笼子，用于大鼠自愿运动；图 10.1(c) 中的笼子具备丰富的环境元素，包括社会互动（笼子里有 14 只老鼠），用玩具和一组隧道之类的管道刺激大鼠的探索行为，还有一个用于锻炼的轮子。和对照组图 10.1(d)，图 10.1(e) 相比，蹬转轮运动图 10.1(f)，图 10.1(g) 和丰富环境图 10.1(h)，图 10.1(i) 显著增强了大鼠海马齿状回新生神经元的存活率。

10.3　脑改进方案

当前的大脑并不完美，除了期望智力更强之外，存在不少噪声和漏信息现象。

从直觉上来看，要使脑力变强，最明显的方法就是增加脑容量。大脑容量增大的一个好处是，可以容纳更多的神经元，神经元的生长、连接也可以更复杂。然而，大脑容量的大小并不是决定智力高低的唯一因素：牛的脑体积是老鼠的 800 倍，但牛并不见得比老鼠聪明多少。身体越大，大脑反而需要完成更多的琐碎工作，比如监管更多的触觉神经、从更大的视网膜上整合信号、控制更多的肌纤维等与智力无关的内务工作。

脑改进方案

事实上，生命体的体重与大脑容量是相关的，在整个动物界都适用相同的数学定律。在哺乳动物中，大脑容量的增长速率要慢于体形的增长，大概是体重增长倍数的 3/4 次幂，如图 10.2所示。称为脑商的概念就是指某一物种的实际大脑重量与根据体重预测脑重的比值。脑商反映了一个物种的大脑增长速度偏离 3/4 幂律的倍数。例如，人类的脑商为 7.5（即人脑重量是预测值的 7.5 倍），宽吻海豚为 5.3，猴子为 4.8，而牛只有 0.5。一个物种智力的高低可能取决于大脑的神经储备量：除了处理皮肤触觉之类的日常琐事，还为智力留下了多少神经元。

可能存在很多改进方案，如图 10.3给出了包括增加脑容量在内的 4 种改进方案。

改进方案 1：增加容量——通过增加神经元数量来增大脑尺寸，从而提高大脑的处理能力。弊端：神经元耗能增加，且随着脑尺寸增大，神经元之间的连接变得更长，信号传导时间变长。

改进方案 2：增加连接——通过增加远距离神经元之间的连接，加快不同脑区之间信号传导速度。弊端：神经元连接增多，耗能增加。

改进方案 3：提高速度——通过触突增粗来增加带宽，提高信号传导速度。弊端：维系粗触突比细触突更耗能。

改进方案 4：提高密度——通过缩小神经元核轴突来实现在大脑空间里挤进更多的神经元。弊端：太小的神经元会增加随机放电概率，密度过大会导致更高概率的信号串导、场干扰。

经过上万年群体进化而成的大脑方案，印证了"存在即合理"的哲理。单个大脑很难突破生物物理限制，改进的方向在于群体智能、社会智能、机器智能。

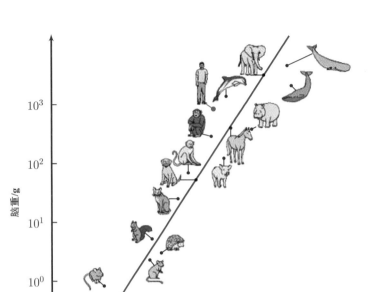

图 10.2　体重与脑容量对比关系

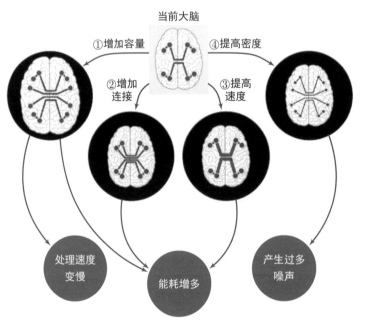

图 10.3　脑改进方案

10.4　脑区到脑网络

大脑的脑区划分和功能区分依然在进行中。早期基于还原论的定位论立场，努力地去寻找脑功能的定位脑区，取得了一些成绩，比如发现海马与记忆的关系、枕叶与视觉的关系等。但是这些发现，只是从较大尺度上粗略地说明了某大尺度的脑区与某功能的空间关系，如果需要比较精细地从时间和空间的角度考虑脑区与功能的关系，定位论会受到巨大的挑战。以记忆为例，综合已有的发现，记忆与很多脑区有关，比如小脑对记忆过程的发生和效果的保持有重要作用，海马对短时记忆转换为长时记忆有重要作用，前额皮层对工作记忆有重要作用，杏仁核对记忆的情绪性成分有重要作用，顶叶对自传体记忆有重要作用，颞叶对语义性记忆有重要作用。

面对定位论的局限，开始注意到整体论和系统论的智慧。虽然不同脑区的微观神经结构支持定位论的观点，但是这些脑区是相互连接的，只有大脑整体协同活动才会产生正常心智。在这些思想的启发下，寻求大脑神经网络和功能。

（1）大脑网络可以被描述和分析为由节点集合（描述神经元/大脑区域）和边集合（描述结构连接或功能关系）组成的图。节点和边的排列决定了网络的拓扑结构。

（2）路径对应于网络中两个节点之间移动时交叉的唯一边序列。低度节点是指边数相对较少的节点；高聚节点是指具有相对较多边的节点。

（3）模块包括网络节点的子集，这些节点在模块内的连接性相对较高，而在模块间的连接性相对较低。模块内聚节点是主要连接到同一模块中的节点的高度节点。块间聚点是连接几个不同模块的节点，也称为结构洞桥接点。

大脑神经连接网络可分为：① 结构性脑网络，由神经单元之间的解剖性连接构成，从空间的角度，反映大脑的生理结构；② 功能性脑网络，从空间的角度，描述脑区之间的统计关系；③ 因效性脑网络，从时间的角度，描述脑功能单元之间的相互关系。

神经元之间的结构性连接（包括轴突和树触之间的电连接和化学连接）是脑功能性连接的物质基础。功能性连接描述不同尺度上的脑功能单元（可表示神经元、神经集群、功能脑区等）之间的功能性信号在某一时段内统计意义上的关系，但不反映节点之间的因果关系，脑功能网络示例如图 10.4 所示。因效性脑网络实际上也是一种由功能性连接构成的网络，只是它具有方向性，这种连接描述脑功能单元之间的统计意义上的因果关系，能反映信息在脑功能单元之间的传播方向。

结构性脑网络主要基于结构性核磁共振（MRI）成像和弥散性张量成像（DTI）等能反映脑的生理结构的影像手段来研究，而功能性脑网络和因效性脑网络主要是基于脑电图、脑磁图和功能性核磁共振（fMRI）等反映大脑功能的脑成像手段进行探索。

人脑网络在全脑大尺度上具有自相似性，在脑区中尺度上具有无标度性，在体素小尺度上具有小世界性。大脑解剖网络的边数越多，平均最短路径长度越短，网络的平均全局效率越高。在加权网络中，这种相关性更为显著。对正常的人心脑关系，心理功能不仅与各脑区的活动有关，还与脑区之间的网络连接有关。抑郁症存在边缘系统-丘

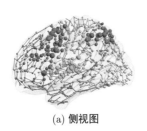
(a) 侧视图

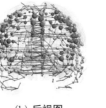
(b) 后视图

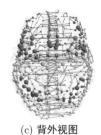
(c) 背外视图

图 10.4　脑功能网络示例

脑-前额叶皮层环路及皮层静息态网络的功能连接的异常,并且这些网络的功能连接改变与抑郁症的临床症状及药物疗效有一定的相关性。有些脑部疾病不仅与脑区病变有关系,还可能与脑区之间网络连接有关。

10.4.1　结构洞与智力

结构洞是指网络中某个或某些节点和一些节点发生直接联系,但与一些其他节点不发生直接联系、无直接或关系间断的现象,从网络整体看,像是网络结构中出现了洞穴。而将无直接联系的两者连接起来的第三者能够通过中介机会获取拥有信息优势和控制优势。图 10.5 中,对于结构相似度大于网络结构聚类阈值 $\varepsilon = 0.7$,用实线相连,小于阈值用虚线相连,在节点 6 出现典型的结构洞。

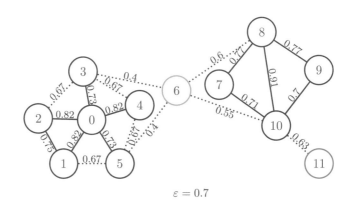

$\varepsilon = 0.7$

图 10.5　结构洞

优化结构洞的首要问题就是在网络规模和多样性之间寻求平衡。因此优化的网络有两个准则:效率和效能。从效率的角度来看,应该使每个节点可以接触到的非冗余节点数量最大化,将时间和精力都投入拥有非冗余节点的一阶节点的培养上。从效能方面,应该关注所有一阶节点所接触到的非冗余节点的总数,也即网络的总产出。

类似经济学,在闭合网络中,组织中的节点可以以较低成本获得较高可信度的信息,任何失信的行为都会面对组织的制裁,因此这种网络结构促进了组织内部的信任和团结。而结构洞理论强调的是开放网络的跨结构洞利益，可以获得闭合网络所不能企及的跨越组织间结构洞的附加价值，而网络闭合则能实现那些会被结构洞吞噬的价值，当群体中闭合程度最高而群体外充斥着大量非冗余联系节点时，绩效达到最大化。

关系的强弱只是信息传递的一个相关因素，结构洞并不是用来说明关系的强弱，而是信息的传递机制和原因所在。其次，弱关系只论述了网络中的信息利益，而对控制利益则较为含糊，因此并不能确保竞争优势的获得。最重要的是，结构洞理论超出了两个行动者之间关系强弱的层面，提出了至少三个行动者之间的网络结构，将其作为社会化网络的基础。拥有优质网络结构（结构洞）的节点更能够利用其内部能力，并具有跨越结构洞的信息交流且具备创新能力的绩效会得到进一步提升，跨越结构洞的网络参与者更能够辨别威胁和机遇，减少冗余联系节点且更有效地获得关键节点的青睐。

网络集聚系数越高，结构洞越少，网络闭合性越高。目前，结构洞有两大类经典的度量指标，一类是结构洞指数，涉及四个指标：有效规模、效率、限制度和等级度；另一类是中介中心度指标。中介中心度指标指的是一个节点担任其他两个节点之间最短路的桥梁的次数。一个节点充当"中介"的次数越高，它的中介中心度就越大。如果要考虑标准化的问题，可以用一个节点承担最短路桥梁的次数除以所有的路径数量。复杂网络中有提出过很多结构洞搜索和识别方法。

神经拓扑结构洞广泛地影响脑结构和功能的连通性，智力与模块内部和模块之间连接性的节点特定措施之间的特征关联，特别是在额叶和顶叶大脑区域，这些区域的连通性可能会塑造与智能相关的信息处理效能。结构洞可以引入复杂网络度量、量子力学来度量，与智力密切相关。

10.4.2　复杂性临界点

我们可以用临界点来刻画人类的大脑活动：高活跃度还是低活跃度、密集网络还是稀疏网络、有序还是无序，这些不同状态之间的分界线就是临界点。通过分析比较大数目的神经元的放电模式，可以发现在神经编码中传入大脑的感觉信息和信息的脑神经表征之间临界点及其数学关系。

大脑在尽可能多地处理信息和灵活地降噪之间达成了某种平衡。这让人类的大脑可以优先处理刺激信号中最显著的部分，而不是没完没了地去分别细枝末节。人脑的这种工作方式，为人工智能系统的设计提供了新思路。

绝大多数事物发生情况的分布是正态分布，正态分布适合各种因素累加的情况。但是在复杂性系统中，个体彼此不独立，它们在自组织行为中不断地相互作用和影响。而且，这些相互作用和影响都还是乘数、函数、指数的级别。同时，还有频率这个关键因素，前面相互作用部分计算的是强度，频率是单位时间内的次数。个体自组织行为拥有一定强度再加上高频率，往往会引发强烈的正回馈效应。这样的结果会带来的是系统开始发生显著变化，迅速滑向混沌。一旦超过某个点后，不仅是速度突增，系统渐渐开始发生质变。这个点就是幂律分布上的那个临界点。以前该概率是平稳的、弱势的、微小的，但是，就在这个临界点它开始迅速提升。这是一种骤变，速度很快，图上的表现就是长长的尾巴就像直立竖翘了起来。显然，这个概率的分布规律遵从于幂律。图 10.6 给出了正态分布与幂律分布的示例。

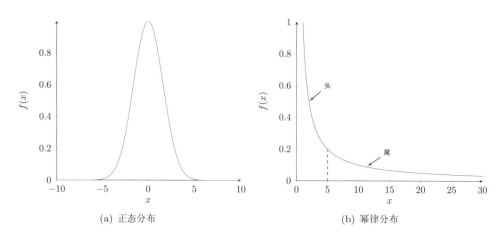

(a) 正态分布　　　　　　　　(b) 幂律分布

图 10.6　正态分布与幂律分布

不管是人类社会还是自然界，包括脑网络，很多现象都遵从幂律。自然界中遵从幂律的现象中，最典型的就是分形。$f(x) = \alpha x^{-\gamma}$，$\alpha, \gamma > 0$，$\alpha$ 表示强度，γ 表示频率。

神经系统在表征上服从幂律分布，处在分形的边缘。大脑能处理的维度水平受到了限制，防止图像中的无关细节"压过"主要内容的"风头"。两幅相似的图像背后是非常不同的神经活动，如果图像上只有一个像素点发生了变化，或者图像移动了一点儿，大脑中的神经表征不会发生彻底的变化。相反，如果幂律衰减得很快，神经表征会变为低维。它们只能编码更少的信息——强调一些关键的维度，而忽略别的维度。

这两个规律意味着，神经表征在保持平滑的前提下，尽可能做到细节丰富、增加维度。

这是介于两个状态之间的临界点，它在平滑性和系统性之间达成了平衡。除了对相似的输入给出相似的响应以外，还要尽可能多地表达输入的细节。

幂律曲线的特定斜率取决于高维度的刺激，比如一张复杂的图片。但是如果传入的视觉输入更加简单、低维，那么斜率就必须更加陡峭，以避免在平滑度方面出现问题。

深度学习系统在平滑性方面也面临着自己的问题：经过训练的机器学习模型能够识别出熊猫，但是即便是只改动了少量甚至人类无法分辨的像素，机器也有可能把它错误地标记为黑猩猩；草地上有小狗的学习样本过多，就会认为草地上的小动物都是小狗；学习样本中较多地出现某个人物佩戴特殊眼镜，就将佩戴特殊眼镜的人认为是那个特定的人物。这就是人工智能神经网络的病理特征，它们总会对某些细节过度敏感。人脑的幂律平衡给深度神经网络带来了新的启示，幂律所得到的经验应用于深度学习网络，将能让网络功能更加稳定。

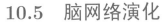

10.5　脑网络演化

人脑的结构和功能在一定的条件下发生变化，除了在解剖学观察、测量之外，更多的是基于核磁共振和弥散张量扫描构建脑网络模型，进而分析演化过程和机理。网络的演化随着时间的推移，按照某一特定规则进行拓扑学变化。当网络达到稳态时，网络的拓扑属性将不再变化，网络的聚类系数、节点度分布、局部效率等网络属性处于一个动态平衡的状态。当前主要有脑网络演化动力学公式化模型、图网络学习模型两种方法。本节示例脑网络演化。

10.5.1　演化动力学

根据 Montreal Neurological Institute（MNI）机构研发的自动解剖标记分区（AAL）模板对人体脑部灰质进行区域划分，对划分的 90 脑区进行网络模型构建。在此基础上建立动力学演化传播公式，并制定网络模型的评价函数，引入优化算法获取网络演化中参数的最优值，对模型进行计算机仿真实验。这类方式有助于研究脑部区域在整个可塑过程中的细微变化。依靠合理的公式化动力学模型研究脑网络变化过程，也可以对疾病的早期发现提供有效支持。

在分析抑郁患者与健康人灰质体积主要差异脑区的基础上，针对具体被试数据采集和预处理，由 AAL 模板所分割的头部灰质体积共 90 脑区，因此将网络中节点数量设置为 90 个，边的建立通过皮尔逊相关系数获得脑区之间的相关值，以此构建脑网络。

依据皮尔逊相关系数，假设 x, y 是两个不同的感兴趣区，那么它们之间的相似度由公式 (10.1) 可以得到。

$$\gamma(x, y) = \frac{1}{m-1} \frac{x^T - \bar{x}^T}{\sigma_x} \frac{y - \bar{y}}{\sigma_y} \tag{10.1}$$

其中，m 为样本数，σ_x, σ_y 分别为 x, y 的方差，$\bar{x}, \bar{y}$ 为平均值，γ 如下。

$$\gamma(x, y) = \frac{1}{m-1} f(x)^{\mathrm{T}} f(y) \tag{10.2}$$

而且

$$f(x) = \frac{x - \bar{x}}{\sigma_x} \tag{10.3}$$

针对 90 个感兴趣区，计算得到 90×90 的对称矩阵，矩阵参数 γ 为脑区间相关系数，γ 的取值范围为 $[-1, +1]$。脑区间参数 $\gamma = -1$ 代表两脑区为负相关，$\gamma = 1$ 代表两脑区为正相关，$\gamma = 0$ 时代表两脑区不相关，得到的结果如图 10.7 所示。

可设定当 $|\gamma| \geqslant 0.70$ 时认为脑区之间存在强相关性，否则认为脑区间不存在相关性。在此基础上构建脑网络的连边，当 $|\gamma| \geqslant 0.70$ 时认为脑网络中存在连边，否则不存在连边。网络二值矩阵如图 10.8 所示。

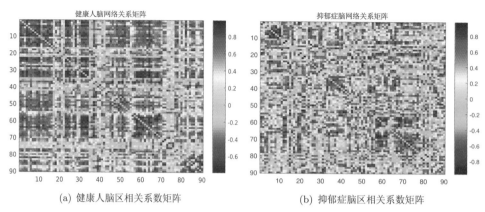

(a) 健康人脑区相关系数矩阵 　　　　　　　(b) 抑郁症脑区相关系数矩阵

图 10.7　健康人和抑郁症脑区相关系数矩阵

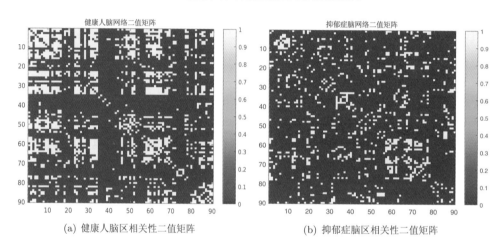

(a) 健康人脑区相关性二值矩阵 　　　　　　(b) 抑郁症脑区相关性二值矩阵

图 10.8　健康人和抑郁症脑区相关性二值矩阵

　　AAL 分割模型的脑网络 90 个节点中，由于抑郁症的致病脑区主要为额叶和颞叶，其他脑区属性跟健康人无异，因此便于减少网络演化复杂度，脑网络节点可以进一步约简到 21 个网络节点，构成的脑网络如图 10.9所示，可以看到，抑郁症患者的相关脑区在网络结构上比健康人相关脑区结构稀疏，结合抑郁症患者在患病后低落情绪这一特征，说明相关脑区活跃性在降低。

　　网络演化模型会刻画网络演化过程中随着时间的推移慢慢改变初始网络的属性，在同一演化公式下经过仿真，如果网络最终达到稳态时的网络属性基本相同，就会发现网络演化的最终形态存在的网络演化主要规律。在网络达到稳态时，仿真网络与真实网络属性相似度越高，说明演化公式所揭示的稳定性和规律性越强。构建的网络演化具体过程如下：① 设立初始网络和最终稳态网络，分别由健康人脑网络和抑郁症患者脑网络来表示；② 构建网络在演化过程中的连边变化，因为脑网络中的节点个数不变，网络的变化是脑区之间的联系下降所导致的网络活性下降，因此脑区的联系作为网络的边；③ 设

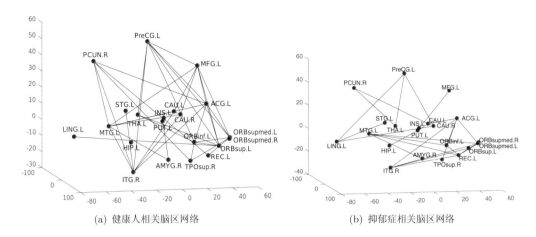

（a）健康人相关脑区网络　　　　　　（b）抑郁症相关脑区网络

图 10.9　健康人和抑郁症相关脑区网络

置网络代价函数，评判网络在演化结束后是否与真实网络属性接近；④ 设置网络总演化次数，通过仿真实验验证。

10.5.2　图网络学习

随着网络演化方法由模型驱动发展到数据驱动，图网络演化开始受到重视，特别是在因果推断中有着显著优势。这里示例建立有向图卷积演化模型（Graph Convolution Evolution Model, GCE），通过给予演化方向向量，代替人为制定演化动力学公式，通过数据驱动依靠卷积网络学习到网络演化过程。

图卷积网络是一种将网络的表达形式转换成矩阵来处理网络内部属性的方法，该方法借助谱卷积的概念解决非欧式数据中卷积核不固定问题。先将网络邻接矩阵标准化，再将网络属性矩阵和标准化邻接矩阵及参数矩阵相乘，最后再添加激活函数，训练此网络。为了确保网络在训练的过程中朝着目标网络演化，需要在 GCN（Graph Convolution Network）中引入演化方向向量。

设初始网络邻接矩阵为 $\boldsymbol{A}$，节点度矩阵为 $\boldsymbol{D}_{(i,j)} = \sum\limits_{j} \boldsymbol{A}_{(ij)}$，为了在网络信息传递过程中将节点自身信息融合在内，所以将度矩阵与为 1 的对角矩阵相加得到 $\tilde{\boldsymbol{D}} = \boldsymbol{D} + \boldsymbol{I}$。

为防止卷积后的值偏离原分布，对邻接矩阵归一化，即：

$$\tilde{\boldsymbol{A}} = \tilde{\boldsymbol{D}}^{\frac{1}{2}} \boldsymbol{A} \tilde{\boldsymbol{D}}^{-\frac{1}{2}}$$

初始演化方向向量如下：

$$\boldsymbol{X}^0 = \frac{\boldsymbol{X}_{\mathrm{hc}} - \boldsymbol{X}_{\mathrm{hdd}}}{|\boldsymbol{X}_{\mathrm{hc}} - \boldsymbol{X}_{\mathrm{hdd}}|}$$

其中，$\boldsymbol{X}_{\mathrm{hc}}$，$\boldsymbol{X}_{\mathrm{hdd}}$ 分别为健康人和抑郁者灰质脑区体积，$|\cdot|$ 为向量模长。由此可得：

$$\boldsymbol{X}^{l+1} = \mathrm{ReLU}(\tilde{\boldsymbol{A}} \boldsymbol{X}^l \boldsymbol{W}^{(l)}) \tag{10.4}$$

其中，$\boldsymbol{X}^l$ 为第 l 层隐藏特征，$\boldsymbol{W}^{(l)}$ 为第 l 层的权重矩阵，初始网络方向矩阵为 $\boldsymbol{X}^0$，$\mathrm{ReLU}(x) = \max(0, x)$。用 L_2 距离作为监督学习评价函数：

$$L_2 = \|\tilde{\boldsymbol{X}} - \boldsymbol{X}\|^2 = \sum_{i=0}^{N} \sum_{j=0}^{N} (\tilde{\boldsymbol{X}}(i,j) - \boldsymbol{X}(i,j))$$

其中，$\tilde{\boldsymbol{X}}$ 表示演化网络的邻接矩阵。

为了最小化演化网络与真实网络之间的 L_2 距离，可采用 Adam 优化。通过训练得到演化网络的参数模型，将健康人网络输入模型得到演化网络，如图 10.10所示，其中，图 10.10(a)为抑郁症患者 21 个相关脑区的真实网络。图 10.10(b)为演化网络，真实网络与演化网络基本相似，数据驱动的网络学习方法对预测网络演化有较好的表现。

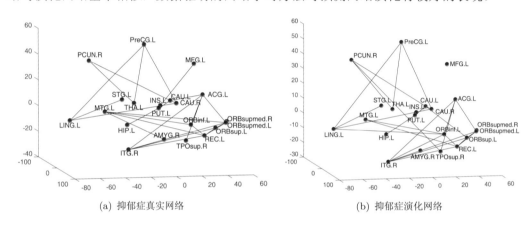

(a) 抑郁症真实网络　　　　　　　　(b) 抑郁症演化网络

图 10.10　抑郁症真实网络与演化网络

普通的图网络演化能获得网络演化的结果，但是难以知晓演化的中间网络状态。结合 LSTM（Long Short-Term Memory）和 GCN（Graph Convolutional Neural Network）给出记忆图卷积演化模型（Memory Graph Convolution Evolution Network, MGCEN）。该模型可以学习网络的时序特性和时间戳下的静态网络特征，进而预测网络的任一时刻状态。

10.6　男 女 有 别

脑的性别差异

男女有别是源于他们的大脑有别，在统计水平上存在建构上的差异，如胼胝体、前联合、颞平面等，它处理信息的方式也不同，所以导致不同的知觉、优先级的设定及行为。

的确，大多数女性读地图的能力不及男性，但是，大多数女性判断他人个性的本领比男性高。性别差异反映出的是男女大脑设定上的不同，顺着生物本性走将会事半功倍，女性更应该认清楚自己的优点，朝着长处去发挥。

大脑的性别差异研究发现：① 在解剖、化学功能上男性与女性的大脑都有不同之处；② 这些差异分布在大脑的各处，包括涉及语言、记忆、情绪、视觉、听觉、导航的区域。

高智商的女性和男性在脑结构上的确存在差异，如图 10.11 所示。智力的结构基础可能因性别而异，高智商的女性在额叶语言区域有更多的灰质核白质，而智商高的男性在后感觉整合区域有较多的灰质。

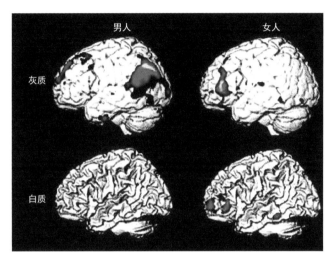

图 10.11　男性和女性脑结构差异外侧图

大脑各脑区占整个大脑的比例，有的部位女性高，有的部位男性高，如图 10.12 所示。

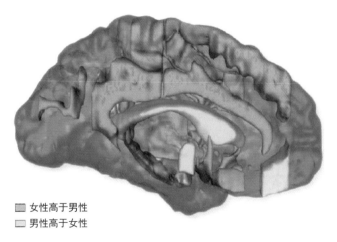

图 10.12　男性与女性的脑结构差异内侧图

然而男女之间脑功能和脑结构的差别是否会导致男性和女性在认知功能上也有差异呢？科学家发现男性个体之间脑与认知差异更大。男女脑功能这些差异会影响科学研究事业吗？尚无定论。

10.7　神经架构搜索

传统的神经网络调优方法是试错法，也就是搜索神经网络各种参数的可能值，然后训练相应的网络架构，直到取得满意的结果。然而，试错法有三大严重问题：架构固定、极为低效、大量冗余。

我们可以走向一条和演化算法不同的道路——架构自适应。自动生成更紧凑的神经网络，从一个稀疏的种子网络（小网络）出发，基于梯度信息扩张网络（建设），然后基于强度信息剪枝网络（破坏），最终得到一个精确紧凑的网络。这种生成方法的思路，受到了人脑的启发。不同年龄段，人脑的神经元连接数目大不相同。出生后，人脑的神经元连接数目迅速增长，在几个月后达到峰值，之后稳定地下降。神经架构搜索采用的是从一个较小的种子网络开始，先扩张后剪枝的范式，与人脑具有某种相似性。

神经架构搜索（Neural Architecture Search, NAS）是一种相当直观的方法，让算法抓住不同的构建块并将这些块放在一起构成一个网络，然后训练并测试该网络。根据模型的结果进行反馈，调整用于制作网络的构建块和组合方式。这个算法成功的部分原因是它的约束和假设。NAS 发现的体系结构在比实际数据小得多的数据集上进行训练和测试，这样做是因为像 ImageNet 这样的大型数据集训练需要耗费很长的时间。但是，在较小但结构相似的数据集上表现好的网络也应该在更大、更复杂的数据集上表现更好。其次，搜索空间本身是非常有限的。NAS 旨在构建与当前最先进技术风格非常相似的架构。对于图像识别，网络中有一组重复的构建块，同时逐步进行下采样，可以选择重复用于构建块的组合。NAS 发现网络的主要创新部分在于构建块是如何连接的，便于发现最佳构建块和模型结构。

近年来出现了一种深度学习工具箱——AutoML，利用这个工具箱可以设计一个变化的深度学习系统。我们只需运行预设的神经架构搜索算法，而不是设计复杂的深度网络。AutoML 的这个想法是简单地抽象出深度学习的所有复杂部分，只需要数据，让AutoML 单独完成网络设计的难点。这样，深度学习变得像其他任何一个插件工具，获取一些数据并自动创建由复杂神经网络驱动的决策功能。

一个强大且可能具有突破性的未来发展方向将是一个更广泛的范围搜索，以真正寻找新颖的架构。这些算法可能会揭示这些庞大而复杂的网络中更隐藏的深层学习秘密。当然，这样的搜索空间需要有效的算法设计。

习　　题

1. 简述人类大脑从出生到成年的发育历程以及每个阶段认知功能的发展。
2. 为什么青春期孩子大脑的突触数量相对于孩童期来说要少很多？
3. 如何理解大脑的可塑性？请举例说明。
4. 查询资料寻找更多"大脑经济学"证据。
5. 性别之间的脑结构和功能差异会导致男女认知功能的优劣吗？

第 11 章 社会与创造

11.1 社会认知

社会认知是个人对他人的心理状态、行为动机和意志做出推测和判断的过程，主要是指对他人仪表和表情的认知、对他人性格的认知、对人与人关系的认知、对人的行为原因的认知。社会认知的过程既是根据认知者的过去经验及对有关线索的分析而进行的，又必须通过认知者的思维活动（包括某种程度上的信息加工、推理、分类和归纳）来进行。社会认知是个体行为的基础，个体的社会行为是社会认知过程中做出各种裁决的结果。

社会认知

对他人仪表和表情的认知：人是一种富有表情的社会人，人的表情是反映其身心状态的一种客观指标。在社会生活中，人们往往根据他人的表情来判断其心理，判断的正确程度取决于认知者对他人表情的认知与解释。人的表情以面部表情为最重要，此外，身体的动作与姿态、说话的语调等也是属于人们表情范围之内的种种形式。

对他人性格的认知：对他人性格的真正认识，必须通过长期的观察才有可能。但对他人性格的某些方面，在较短时期内也是可以认识到的。了解一个人过去的生活道路，甚至是了解一个人在家里兄弟姐妹中的排行，都会有助于了解其性格特征。对性格认知的研究，因其缺乏科学的、客观的标准而相当困难。

对人际关系的认知：对人际关系的认知包括两层意思，一为对自己与他人关系的认知；二为对他人与他人之间的认知。在社会生活中，个体往往根据他人经常表达的意见、表露的态度和情绪，来推测人与人彼此之间的关系。它使得对人际关系的认知有一个明显特点，就是认知者的情感成分参与其中。对人际关系的认知是否正确十分重要，它直接影响到能否协调彼此之间的关系。

社会认知的特征主要表现为：① 认知选择性，人们是根据刺激物的社会意义的性质及其价值大小，而有选择地进行社会认知的；② 认知反应显著性，这主要是指在一定的社会刺激下，个人心理状态、情感、动机所发生的某些变化，这种变化随着个人对社会刺激的意义所理解的程度而转移；③ 行为自我控制，这是自我意识发挥作用的结果，它使个人的认知体验不被他人所觉察，从而使个体与外界环境保持平衡。

认知方式，也称认知风格，是指人们在认知活动中所偏爱的信息加工方式。它是一种比较稳定的心理特征，个体之间存在很大的差异。认知方式有场依赖型和场独立型、冲动型和沉思型、具体型和抽象型三大类。

场依赖型对客观事物的判断常以外部的线索为依据，他们的态度和自我认知易受周围环境或背景（尤其易受权威人士）的影响，往往不易独立地对事物做出判断，而是人云亦云，从他人处获得标准。行为常以社会为定向，社会敏感性强，爱好社交活动。因此，他们这类学生适合于那些强调"社会敏感性"的教学方法。场独立型对客观事物的判断常以自己的内部线索（经验、价值观）为依据，他们不易受周围因素的影响和干扰，倾向于对事物的独立判断。行为常是非社会定向的，社会敏感性差，不善于社交，关心抽象的概念和理论，喜欢独处。因此，他们不具有社会敏感性，更喜欢自己独立思考，独立学习。

冲动型在解决认知任务时，总是急于给出问题的答案，他们不习惯对解决问题的各种可能性进行全面思考，有时问题还未搞清楚就开始解答。这种类型的学生认知问题的速度虽然很快，但错误率高。冲动型学生在运用低层次事实性信息的问题解决中占优势。沉思型在解决认知任务时，总是谨慎、全面地检查各种假设，在确认没有问题的情况下才会给出答案。这种类型对认知问题的速度虽然慢，但错误率很低。沉思型在解决高层次问题中占有优势。

具体型在进行信息加工时，善于比较深入地分析某一具体观点或情境，但必须向他们提供尽可能多的有关信息，否则很容易造成他们对问题的偏见。抽象型在对事物进行认知时，能够看到某个问题或论点的众多方面，可以避免刻板印象（对人与事物认知先入为主），能够容忍情境的模糊性。

在社会认知过程中，认知者和被认知者总是处在相互影响和相互作用的状态。因此，在认知他人、形成有关他人的印象的过程中，由于认知主体与认知客体及环境因素的作用，社会认知往往会发生这样或那样的偏差，称为社会认知偏差现象。从社会心理学的角度看，这些偏差无非是由于某些特殊的社会心理规律的作用，而产生的对人这种社会刺激物的特殊反映，具体有以下一些现象。

1. 首因效应

首因即首次或最先的印象。人与人第一次交往中给人留下的印象，在对方的头脑中形成并占据着主导地位，这种效应即为首因效应。首因效应也叫首次效应、优先效应或"第一印象"效应。它是指当人们第一次与某物或某人相接触时会留下深刻印象。第一印象作用最强，持续的时间也长，比以后得到的信息对于事物整个印象产生的作用更强。首因，是指首次认知客体而在脑中留下的"第一印象"。首因效应，是指个体在社会认知过程中，通过"第一印象"最先输入的信息对客体以后的认知产生的影响作用。

2. 近因效应

所谓"近因"，是指个体最近获得的信息。与首因效应相反，近因效应是指在多种刺激一次出现的时候，印象的形成主要取决于后来出现的刺激，即交往过程中，我们对他人最近、最新的认识占了主体地位，掩盖了以往形成的对他人的评价，因此，也称为"新颖效应"。多年不见的朋友，在自己的脑海中的印象最深的，其实就是临别时的情景；

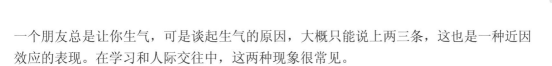

一个朋友总是让你生气，可是谈起生气的原因，大概只能说上两三条，这也是一种近因效应的表现。在学习和人际交往中，这两种现象很常见。

3. 晕轮效应

又称光环效应，晕轮效应是指当认知者对一个人的某种人格特征形成好或坏的印象之后，人们还倾向于据此推论该人其他方面的特征。如果认知对象被标明是"好"，他就会被"好"的光圈笼罩着，并被赋予一切好的品质；如果认知对象被标明是"坏"的，他就会被"坏"的光圈笼罩着，他所有的品质都会被认为是坏的。这就像刮风天气之前晚间月亮周围的大圆环（即月晕或称晕轮）是月亮光的扩大化或泛化一样，故称为晕轮效应。

4. 社会刻板印象

人们的社会认知偏差不仅发生在对个人的认知中，也发生在对一类人或一群人的认知中。每个人都生活在社会中，他的行为既可能影响他人，也可能被他人所影响，是对他人的行为做出的反应。要想让自己的行为发生好的效果，就必须很好地认识和理解他人及其行为的规律。社会认知的目的是根据对他人的认知决定自己的行为趋向。在认知他人、形成有关他人印象的过程中，由于各种环境因素，很容易发生认知偏差。如果这种偏差发生在对一类人或一群人的认知中，就会产生社会刻板印象。社会刻板印象就是指人们对某个社会群体形成的一种概括而固定的看法。生活在同一地域或同一社会文化背景中的人，在心理和行为方面总会有一些相似性；同一职业或同一年龄段的人，他们的观念、社会态度和行为也可能比较接近。例如，在地域方面，人们有英国绅士、美国西部牛仔、原始生活中的非洲人、观念保守的土著人的印象；在职业方面，人们会自然地想到教师的文质彬彬、医生的严谨或地质勘探队员的粗放；在年龄方面，老年人比青年人更守旧等。人们在认识社会时，会自然地概括这些特征，并把这些特征固定化，这样便产生了社会刻板印象。

11.2　归因理论

归因是指人们对他人或自己的所作所为进行分析，指出其性质或推论其原因的过程，也就是把他人的行为或自己的行为的原因加以解释和推测。了解了行为原因之后，就可以加以预测，从而对人们的环境和行为实行控制。归因这种心理现象在生活中十分普遍，但是不同的人对于同一件事情的归因，可以有所不同甚至截然相反。这是由于每个人的过去经验、思想方法乃至世界观、价值观的不同所致。社会心理学在科学研究基础上建立的归因理论，在各个领域中都有一定的指导意义，甚至可以说归因理论的应用是随时随地都在进行着的。有影响的社会心理学归因理论有海德归因理论、维纳归因理论和凯利归因理论。

1. 海德归因理论

海德认为，每个人都会致力于寻找人们行为的因果性解释，他把这种普遍现象称为"朴素心理学"。朴素心理学认为，为了预见他人行为并有效地控制环境，关键问题在于对他人的行为或事件做出原因分析。只有首先搞清楚其根本原因是内在的还是外在的，然后才能有效地控制个体的行为。

2. 维纳归因理论

维纳根据海德的理论，研究了人们对成功与失败的归因倾向，提出在分析他人行为的因果关系时，原因的稳定与不稳定是继内部原因与外部原因之后的第二个重要的问题。

3. 凯利归因理论

凯利认为，人们行为的原因十分复杂，要根据多种线索才能做出个人（内部原因）或是情境（外部原因）的归因。这些线索包括客观刺激物（存在）、行为者（人）、所处的情境或条件（时间和形态）。因为凯利的归因理论同时涉及上述三个独立的方面进行归因，故称为"三度理论"。

在认知过程中，归因往往受主客观条件的影响而发生种种偏差：① 观察者与行为者的归因是不一致的：对同一行为，行为者往往把自己的失败归因于情境，而他人则归因于该人的个人倾向；行为者把自己成功的行为归因于个人倾向，而他人则可能归因于情境。② 涉及个人利害关系导致归因不一致：当他人与认知者本身发生利害冲突时，认知者可做不同的归因。③ 归因过程中的拟人化错误：把社会生活中出现的一些无社会意义的自然现象，加以拟人化，导致归因偏差。这种错误实质上是由缺乏科学知识引发的宿命论。

11.3 分类与图式

尽管人们有许多有关他人的信息，但是在处理这些信息时并非全部加以处理。人在知觉他人时，常常试图去掉琐碎的信息以节省精力，只是从发生的事件中挑出对形成印象所必要的信息。人们根据环境中的社会信息形成对他人或事物的推论。而在社会认知过程中，分类与图式是最重要的。

在认知他人的时候，人们并不是把某个人当成独立的个体，而总是立即并自动地将之归到某一类当中，这个过程就是分类，它是自发的、立即的。人们在分类的时候往往以他人或事物与原型的相似性来分类，也就是将被分类的物体与该类物体的一个典型或理想的范例相比较，这个范例就是原型。对于他人的分类，最初的分类标准是性别，当我们看到一个陌生人的时候，我们首先会把其归入男性或女性，然后才对其做进一步的分类。通过简单的分类，我们对他人或事物的认识就大大地被简化，可以使人节省不少的认知资源。

图式是指一套有组织、有结构的认知现象，它包括对所认知物体的知识，有关该物体各种认知之间的关系及一些特殊的事例。根据不同的包含内容，把图式分为：① 个人图式，指我们对某一特殊个体的认知结构，比如我们对偶像图式，很可能包括勇气、自信、百折不挠等；② 自我图式，指人们对自己所形成的认知结构，比如可能认为自己聪明、有同情心，以及乐于助人；③ 团体图式，指我们对某个特殊团体的认知结构，团体图式使得我们将某些特质归于一个特殊团体的成员所共有；④ 角色图式，指人们对特殊角色者（如教授）所具有的有组织的认知结构，比如人们常常认为教授知识渊博、满头银发等；⑤ 顺序图式，指人们对事件或事件的系列顺序的图式，尤其是指一段时间内一系列有标准过程的行为，比如到餐厅就餐，点菜、就餐、买单，顺序不宜颠倒。

为了节省时间与精力，人们常常用图式化的方式去处理大量的信息。图式的重要性就在于它有助于快速而经济地处理大量信息：① 解释新信息，从而获得有效的推论；② 提供某些事实，填补原来知识的空隙；③ 对未来可能发生的事的预期加以结构化，以便将来有心理准备。

但图式化的处理也有不足之处，它使人们觉得不需要去详细分析与解释特质。

社会认知是一个复杂的过程，有很多影响因素。

（1）认知对象本身的特点。认知对象可以是某个个人、某个团体成员或具有社会意义的事物。由于认知对象本身的特点不同，对于认知者所具有的价值及其社会意义不同，认知结果也不同。

（2）当时的情境。认知社会中他人行为的善恶与是非，总是离不开当时情境的分析。

（3）认知者本身的特点。由于认知者本身的经验、生活方式、文化背景、个人需求、性格和心理结构的不同，对同一个社会刺激会发生不同的认知结果。

（4）逻辑推理的定势作用。每个人的认知活动事先通常有某种假设，并从这种假设出发来看待当前的事物；在认知一些不太熟悉、接触不多的人时，常常根据外部特点作为认知的线索，简单地使用逻辑推论，往往与事实不符，从而发生认知的错误。

事实上，人们的认知活动并不是单个因素单独地发生作用的，而往往是几种因素交织在一起对认知活动发生作用的。只是在不同的情况下，某些因素的作用更大些，某些因素的作用可能小一些。

社会认知的许多方面涉及人们的日常生活，其中最重要的一个领域就是它对人类健康和幸福的影响，这样的影响体现在以下几个方面。

（1）社会认知与寂寞。在社会认知过程中，如果只注意生活中的消极方面，那么他就可能体验到更大的寂寞。与那些抑郁的人一样，长期寂寞的人也经常陷入贬低自己的消极作用圈，他们经常用消极的态度看待自己的压抑，经常责备自己没有良好的社会关系，把事物看成自己无法控制等。同时，寂寞感较强的人常常用消极的眼光看待他人。

（2）社会认知与焦虑。焦虑有时候不可避免，比如当你去一个公司面试、见一位重要的人物或者是别人在评价你时，都可能会感受到焦虑。

人类的行为和认知对自身健康有着重要的影响，乐观的生活态度以及面对疾病时的乐观解释是人们身体健康的主要条件之一。那些乐观的人身体状况远远好于悲观的人。

11.4 同 理 心

同理心与镜像神经元

同理心，就是进入并了解他人的内心世界，将这种了解传达给他人的一种技术与能力。同理心又叫作换位思考、神入、移情、共情，即通过自己对自己的认识，来认识他人。同理心源自身体上模仿他人的痛苦，从而引发相同的痛苦感受。除了痛苦，紧张、恐惧、焦虑、愤怒、悲伤、愉悦、奖赏和尴尬等，共情引起大脑活动的激活会受到其他认知环境（社会群体效应等）的影响。好的模仿者也会是一个有同理心的人。

11.4.1 镜像神经元

在大脑中，有一群可以反映外在世界的特别细胞——镜像神经元，使我们能够理解别人的行为及企图、彼此沟通，并让我们能通过学习而将生存技能传承下去。在猴脑中也存在镜像神经元，能够像照镜子一样通过内部模仿而辨认出所观察对象的动作行为的潜在意义，并且做出相应的情感反应。

脑中的神经元网络，一般认为是存储特定记忆；而镜像神经元组则存储了特定行为模式的编码。这种特性更容易执行基本的动作，同时也让我们在看到别人进行某种动作时，在脑内重现相同的动作，就像是自己做的。

由于有镜像神经元的存在，人类才能学习新知、与人交往，因为人类的认知能力、模仿能力都建立在镜像神经元的功能之上。人脑中存在的镜像神经元，具有视觉思维和直观本质的特性，它对于理解人类思维能力的起源、理解人类文化的进化等重大问题有重要意义。它的功能正是反映他人的行为，使人们学会从简单模仿到更复杂的模仿，由此逐渐发展了语言、音乐、艺术、使用工具等。

镜像神经元对观察到的面部表情提供一个内在的模仿，它们经过脑岛，再送到边缘系统，边缘系统提供所观察到表情的情绪感觉。

镜像系统是传授及学习新技能的桥梁，迅速理解他人意图、体验别人的情感，也是语言建立的基础。

镜像神经元除了可以执行模仿功能外，还可以执行自我辨识的功能。镜像神经元会随着相片中的自己成分的逐渐增加而更活化。当我们听到自己的说话声音时，同样的镜像神经元也会活化。镜像神经元是一枚铜板的两面，它的一面是自我，另一面是他人。

11.4.2 自闭症情绪图谱理论

自闭症被归类为一种由于神经系统失调导致的发育障碍，不能进行正常的语言表达和社交活动，常做一些刻板和重复性的动作和行为。自闭症的发病率为每一千人有五六人。总计男性患自闭症的比率，比女性高三四倍，但女性发病时病征会较男性严重。联合国发布的数据表明，自闭症的发病率为 1/150。

自闭症中最重要的异常现象，就是缺乏"揣度他人心智"的能力，自闭症患者的镜像神经元缺失，能够解释自闭症患者的一个重要症状——无法理解谚语和隐喻。从 μ 波看镜像神经元活动，当正常被试和自闭症被试握拳时，μ 波会抑制，但是看别人握拳时，只有正常被试才会出现 μ 波抑制。

自闭症情绪图谱理论：为了解释自闭症的某些次要症状，如过度敏感、回避眼神、厌恶某些声音，科学家提出情绪图谱理论。一般儿童，感觉信息会传到杏仁核，杏仁核利用个体储存的知识，为每个刺激界定出儿童的情绪反应，创造出儿童环境的情绪图谱，如图 11.1所示。对于自闭症儿童而言，杏仁核与感觉区之间的连接改变了，会对鸡毛蒜皮的小事产生极端的情绪反应，也俗称为破镜理论。

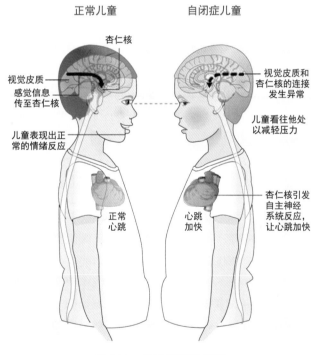

图 11.1　自闭症情绪图谱

11.4.3　同理心和道德决策

现实生活中常说："人同此心，心同此理"，强调的就是同理心。无论在日常工作还是生活中，凡是有同理心的人，都是善于体察他人意愿、乐于理解和帮助他人的人。这样的人最容易受到大家的欢迎，也最值得大家信任。不管是东方文化还是西方文化，都把同理心作为一种思维方式和道德标准，而没有从个人发展与成功的角度去阐述同理心的重要性。

事实上，同理心既是人际交往的基础，也是个人发展与成功的基石。同理心是人的社会化的一个重要环节，而社会化则是一个人发展与成功的前提。人之所以为人，正是因为拥有同理心——它使我们成为道德关怀的主体和客体。只有当我们以同理心为道德向导时，它才会回报我们。

在脑与认知科学角度，道德是关于如何对待他人的决策。道德是情绪脑（同理心）先做出裁示，理性脑再负责解释，道德直觉并非理性，但它们防止我们犯下重大罪行。精神变态者的危险之处在于，他们缺少能够指引道德决定的情绪（同理心）。

关于道德决策的推理有两种，一是后果主义推理，即道德取决于行为的后果和对社会造成的影响，后果主义的代表人物是边沁，后来演变成功利主义、唯结果论；二是绝对主义推理，道德取决于绝对的道德准则，绝对主义的代表人物是康德，如中国传统文化中儒家的五常：仁义礼智信、温良恭俭让、忠孝勇恭廉。践行正确的伦理原则，可以处理好和谐关系。

人的社会认知存在五种合作演化的机制：① 直接互惠，在经常相遇的个体间形成的合作机制；② 空间选择，邻居或者社群网络中的朋友通常会互助；③ 亲缘选择，遗传血亲间的合作；④ 间接互惠，陌生人之间的合作，个体决定帮助一名陌生人，取决于对方的声誉，愿意在他人陷入困境时慷慨相助的人，很可能是在自己时运不济时获得过陌生人的施予，心态不是"我帮你，你也帮我"，而是"我帮你，别人也会帮我"；⑤ 群体选择，有些个体会表现出无私的行为，不只是为了帮助个体，而是为了造福群体。

11.4.4 同理心与公平感

通牒游戏的基本形式是：两个参与者共同分享一笔收益。其中一个作为提议者，提出分配方案；另一个作为回应者，可以接受或拒绝这一分配方案。如果回应者拒绝提议者提出的分配方案，那么两个参与者将一无所得。

通常，在给定的约束条件下，人们力图以最低的成本获取最多的回报。如果回应者单纯考虑自己的利益，无论提议者提出怎样的分配方案，只要给他的那份不等于 0，那么他选择接受方案的所得总是大于选择拒绝方案。那么，作为理性计算的自利者，应该总是选择接受提议方案。如果参与者并非单纯的理性计算的自利者，例如考虑到某种公平原则，人们会选择拒绝某些分配方案，尽管这种拒绝意味着私利的损失。因此，这一游戏考验的是参与者如何在公平和自利之间取舍权衡。或者参与者是否愿意以私利为代价来追求公平，以及人们愿意以多少私利为代价来追求公平。

在最后通牒游戏中，在一对一的情况下，我们不会纯粹只从自己的角度去考虑事情，而是将对方的情况也纳入考虑。大约有 2/3 的人会分给对方的比例为 40%~50%。100 人中大约有 4 人会分给对方不到 20% 的奖金。这样的建议风险极大，因为对方会因为钱少而拒绝。但是事实上，超过半数的人会接受低于 20% 的价码，因为不同意就一分钱也拿不到，同意虽然拿的很少，但是比一分钱也拿不到强。

如果自私的提议者也确定对方自私，就会提出极低的分配比例，自己拿走绝大多数现金。博弈理论的逻辑就是如此，如果每个人都自私而理性，提议者会想办法出最低的价码，而回答者也会接受提议。但是绝大多数人却不是依照这样的逻辑来玩。

公平感虽然是天生的，但却也非常脆弱，如果"最后通牒游戏"修改为"独裁者的游戏"，即只有提议者说了算，完全由提议者决定回应者能分得多少钱，结果绝大部分人会分少于 1/3 的钱给对方，再进一步，如果让独裁者看不到响应者，独裁者会只分给对方更加微薄的钱。

本能的公平感和同情心也是利他行为的重要动机。实验发现，受测者脑部负责同情的区域，若是在观看影片时特别活跃，在接下来的问卷中较愿意"帮助陌生人提重物"或"把车子借给朋友"。另一项实验发现，若是受测者选择将钱捐出去时，脑中的报偿中心就会活跃，甚至超过自己拿到现金报酬时。

公平感也有盲点，例如，为什么看饥饿儿童的照片，比起看统计资料，会让人们捐出更多的钱？因为统计数字不能激发我们的道德情绪。

同情不只是本能，会受后天环境的影响。例如，受虐儿的同情脑关闭，残酷会制造残酷，受虐会引发施虐倾向，这是悲剧的恶性循环；隔绝环境长大的猴子，心灵不健全，灵长类的新生儿天生需要爱，缺乏关爱的孤儿，身心伤痕累累。在正常的情形下，人与猴子天生都能感受到别人的痛苦。例如，实验发现六只恒河猴为免除另一只陌生猴被电击，而选择不拉食物多的链子。

合作和亲社会性是公平感产生的先决条件。为了探究公平感的起源，科学家使用一个叫作"不公嫌恶"（Inequality Aversion, IA）的指标来描述动物对于不公待遇的负面反应。根据遭遇不公时所处地位的不同，IA 可以被分为两种：① 自身处于劣势地位 IA，研究人员使用黄瓜和葡萄两种食物喂食两个相邻笼子的僧帽猴，在这种情况下，被喂食黄瓜的猴子很快意识到了自己遭受了不公，并最终做出了夸张的拒绝行为，表现出焦躁、愤怒，甚至将黄瓜扔回给喂食者；② 自身处于优势地位 IA，除人类之外，仅在猿类种群中观察到，在这一种 IA 中，因不公而得利的个体愿意将自己的利益分配给受害者，从而确保更为长期的合作关系不被损害。

11.5 模 仿 行 为

模仿学习，就是人教机器人一个任务，稍微演示一下，机器人就能学会。一旦机器人具备这样的能力，它就具备了非常强大的通用性，类似人类的学习过程。

但是这个问题一开始看起来是非常难的，机器人要如何才能理解人类的动作呢？不但理解人类的动作，还要理解动作的意图，然后还要能直接映射到机器人自身的机械控制输出上。而且最关键的是，我们还希望只用视觉输入，不对视觉做特定的人为处理。这是一个比较难的问题，但在元学习和自监督学习下也有了长足的进展。

11.6　具身认知与元宇宙

具身认知也称认知具体化，主要关注生理体验与心理状态之间强烈的联系。生理体验"激活"心理认知，反之亦然。例如，人在开心的时候会微笑，如果微笑，人也会趋向于变得更开心。

与认知在功能上独立性、离身性的观念不同，具身认知的倡导者更强调环境对认知的影响，而且认为心智"浸"在身体之中，在任何时候，它都占有一个特殊的空间，且面临一个具体的方向。具身认知在很大程度上是依赖和发端于身体的，身体的构造、神经的结构、感官和运动系统的活动方式决定人们怎样认识世界，形成相应的思维风格。认知是身体的认知，心智是身体的心智，离开了身体，认知和心智根本就没有基础。心智之所以从根本上是具身的，并非仅仅是因为心智的过程必须以神经活动为基础，而是因为人们的知觉和运动系统在概念形成和理性推理中扮演了一种基础性的角色。

大脑、身体和环境共同构成了一个认知动力系统，三者之间存在着一种耦合性关系，并基于因果事物的动力循环持续推动着整个系统的进化，因此具身认知是一个相应的环境下自组织、自适应的生成过程。基于具身认知的学习环境被称为具身学习环境，作为具身认知动力系统的子系统，具身学习环境的进化过程必然也遵循着母系统的进化规律：学习者、工具中介和学习环境是具身学习环境的进化主体，通过具身性交互、耦合性循环以及适应性维护等方式不断推动着环境系统的发展，而具身学习环境的进化结果体现在以具身技术为中介的学习者与学习环境之间的双向建构。在这一过程中，身体构成了学习者心理与学习环境复杂性交互的桥梁。在与环境交互的过程中，生物表现为形态学习来适应环境，也就是物理上更稳定、能量上更高效的形态进化，而人类通过发明技术、工具完成学习者身体的延伸和对学习环境的改造与适应。

具身认知更强调环境对认知学习的影响，在沉浸式体验中学习和进化。元宇宙（Metaverse）在人工智能、区块链、云计算、数字孪生、扩展现实等技术的基础上创造了一个平行于现实世界运行的虚拟世界。虽然元宇宙无法完全脱离现实世界，但它平行、独立于现实世界，并与之互通，人们可以在其中进行真实的社交和工作。元宇宙具体体现在智能的"人"与智能的"环境"，前者偏重人工智能体、虚拟人的培养，为创造良好的人际关系赋能；后者偏向于使用人工智能，创造平行于现实世界、广泛且丰富的环境、内容和交互方式。元宇宙基本特征包括：① 沉浸式体验：低延迟和拟真感让用户具有身临其境的感官体验；② 虚拟化分身：现实世界的用户将在数字世界中拥有一个或多个身份；③ 开放式创造：用户通过终端进入数字世界，可利用海量资源展开创造活动；④ 强社交属性：现实社交关系链将在数字世界发生转移和重组；⑤ 稳定化系统：具有安全、稳定、有序的运行系统。

11.7　利　他　行　为

自然界中处处可见生存竞争的例子，比如南极洲帝企鹅在下水之前为了确定水中是否有海豹，往往相互往水中推拥，让同伴做替死鬼。森林中的猴王拥有成群的妻妾，却不允许其他公猴"染指"任何妃子。这些都是典型的利己行为。然而，生存竞争只是一个方面，在自然界中同样存在着互助互爱的利他行为。

利他行为通过利他的对象及目的可以分为亲缘利他、互惠利他与纯粹利他 3 种形式。

（1）亲缘利他即有亲缘关系的生物个体为自己的亲属提供帮助或做出牺牲。根据亲缘选择理论，生物的进化取决于基因遗传频率的最大化，能够提供亲缘利他的物种在生存竞争中具有明显的进化优势。

（2）互惠利他是对没有亲缘关系的生物个体提供帮助，但这种帮助是有回报的，即生物个体帮助其他生物是因为期望获得日后的报酬。例如，在非洲，一些刚刚吃饱的蝙蝠可能会吐一些血给濒临死亡的伙伴，但也期望日后的报恩，并且它们不会继续向知恩不报的个体馈赠血液。

（3）纯粹利他即不计任何报酬的利他行为，这是一种非常特殊的利他行为，是种群选择现象。遗传与进化在生物种群更高层面上，当生物个体的利他行为有利于种群利益时，这种行为特征就可能随着进化而被保留。某些生物如瞪羚，在受到威胁时可能以一己之力吸引捕猎者而保存群体的安危。

因此，从亲缘利他层面，利他行为可以让生物做出为保护亲属的牺牲，这种利他行为可以最大化生物繁衍的效率。由于生物的进化取决于基因遗传频率的最大化，因此这种利他行为可以最大化生存优势。从互惠利他层面，利他行为可以增加物种的生存机会，由于处于弱者的物种可以更多地获取帮助，并在日后继续帮助其他生物，这种利他方式就可以增加边际效用，增强群体生存机会。从纯粹利他层面，这就是一种完全的由群体进化演变出来的因素，正是由于纯粹利他行为的出现，整个群体的生存机会得到了提高，在群体选择的过程中起到了很重要的作用。

人的利他行为主要是一种后天习得的行为，因此，需要通过一定的方法进行促进和培养，其中特别要重视对儿童利他行为的培养。

利他行为和其他行为一样，可以通过强化而得以保持和增加。例如，儿童表现出利他行为后，给予及时的表扬和鼓励，会有助于这一行为的保持。当人们受到外在的表扬和奖励后，他们就会逐渐产生一种相应的内在自我奖励倾向，表现为内在的自我满足。如果能从外在强化过渡到内在强化，利他行为就会得到更有效的巩固。

提供榜样示范，让儿童接触利他榜样可以增加利他行为。在榜样学习过程中，要注意促使儿童把榜样所代表的道德原则和规范加以内化，而不局限于简单的模仿。榜样示范对成人同样有效，成人的利他行为同样具有可塑性。因此，社会要重视对榜样人物的宣传，加大对榜样行为的奖励，同时注意呈现榜样的具体情境和具体事迹，让人们感到榜样值得效仿、能够效仿。

在现实生活中，许多人本来有助人的愿望，但由于缺乏有效的助人技能，而没有表现出实际的助人行为。例如，病人突然发病却不知如何救治，有人失足落水旁观者却不会游泳。因此，我们需要加强助人技能的教育，特别是在紧急情况下的助人技能。如果人们掌握了必要的助人技能，就会增加人们实际的助人行为。

11.8　智力与创造力

智力是能够使用相关信息或手段，解决问题、达成期望的能力，包括六个方面：注意力、观察力、想象力、记忆力、思维力、创造力。

创造力与智力同为个人心理能力，是经扩散思考而表现于外的行为，具有变通、独特、流畅三个特征。

关于创造力，主要有两种见解，其一视创造为能力，另一则视创造为历程。

基尔福等人主张创造为心理能力，并将思考分为两种方式，即扩散性思考和聚敛性思考。前者与创造力有关，此种思考形式是在解决某一难题时，能从各方面想出许多不同的解决方法。葛佐尔斯和杰克森认为，创造是一种认知形式，即修正已知，探索未知，并进而成功的能力倾向。麦克·坎农认为创造者对经验的记忆与应用能力均超越常人，能明辨事理，想出解决问题的适当办法，并使新知识与旧经验融会贯通而加以应用。

瓦拉思等人主张创造为心理活动历程，认为科学或艺术的创造过程大体可分为四个阶段：准备期，酝酿期，豁朗期，验证期。

泰勒认为创造历程必经的四个阶段是：暴露阶段，潜伏阶段，豁朗阶段，执行阶段。克尼洛就上述分段，以其个人观点，增为五个阶段如下：洞察、准备、酝酿、豁朗、验证。

陶伦斯注重创造的过程，将其界定为：创造思考是一系列的过程。此过程包括对问题的缺陷、知识的鸿沟、遗漏的要素以及不和谐等的察觉；进而发觉困难，寻求答案，提出有关的推测和假设；并对此等假设求证、再求证，或修订假设，再进一步求证；然后将获得的结果提出报告，传达于别人。

11.9　人类智力的起源与演化

生物智力进化论认为，随着生命进化，智力拥有相应的层次，大体需要经历如下过程。

（1）引力、电磁力、强相互作用力、弱相互作用力、生化作用力使得一些物质能够与另一些物质形成某种密切的相互关系。在某些适合的场所，一种物质开始能够"认识"另一种物质，这意味着某种结构的物质能够用一部分结构来记忆、描述另一种物质，例如，核酸分子含有催化生成蛋白质的信息，而许多的蛋白质（酶）具有催化生成核酸或其他有机无机化合物的功能。

（2）在某些适合的场所，那些催化功能使得它们有了某种程度的选择能力，可以摆脱引力、电磁力、强相互作用力、弱相互作用力、生化作用力的直接控制，而获得对事物变化的间接控制和信息，使得它们共同构建形成一个个相互依存的系统，并越来越具有维护自身系统存在的功能。

（3）当核酸、蛋白质、生物膜等微系统彼此组合在一起并形成新的智力系统时，就诞生了单细胞生命智力系统。

（4）当众多单细胞生物及其智力系统彼此聚集形成紧密一体的新的智力系统时，就诞生了多细胞生物及细胞膜网络生命智力系统。

（5）当多细胞生物分化形成神经元细胞及其网络时，就诞生了神经元生命智力系统。

（6）随着神经元生命智力系统的功能越来越强大，从中诞生出一种全新的大脑思维生命智力系统，其外在标志是火的使用。

（7）生命智力进化主要是利用群体智慧和环境完成智力系统的横向变异和纵向提升进化。

人类适于两足直立行走，双手不再是行走器官，可以用来制造、使用工具，进化形成的许多形态结构特征与直立行走相适应。这些变化使人类祖先的大脑越来越发达，并逐渐产生语言，形成社会，人类从此不断发展起来，最高生命智力形式随着环境变迁和知识积累而逐步提升，随着人工智能的新进展，未来或许有可能出现一种比人类大脑思维更强的智力系统。

人的智力，常用一种称为智商的心理学量表进行测量，系个人智力测验成绩和同年龄被试成绩相比的指数，已经成为衡量个人智力高低的参考标准。

11.10　弗林效应

美国心理学家詹姆斯·弗林（James R. Flynn）于 1982 年在《自然》上发表论文，声称他发现了一个重要的趋势：在过去半个世纪中，所有发达国家年轻人的智商（IQ 指数测试分数）都出现了持续增长。这种"弗林效应"（Flynn Effect）让人觉得不可思议，人类不可能在这么短的时间里获得如此快的"进化"。无论弗林坚持的"智商环境成因论"在政治上多么正确（如反对种族主义），但他必须对"遗传决定论"提出理论上的反驳。

弗林效应

如前所述，智商是一种人造的、用以判断和定义每个个体智力水平的总称。而智商测试则是判定个体智力高低的具体手段。人们经常以智商高低来判断一个人的聪颖和愚笨，并以此来决断一个人的未来走向。

有心理学家以做智商测试为名，将任意挑选出来的学生分为两组，然后任意指出一组是高智商，另一组是低智商。数月之后，那组被认为智商高的学生智力果然提高了不少，而另一组的学生智商却果然降低了。另外，美国有一位心理学教授经过多年跟踪调查，发现当年被认为智商不高的一些学生，在其后来的发展中所取得的成就远高于那些所谓高智商的同班同学。

这些证据对那些采用人为定义的所谓智商测试决定人的走向提出了有力的质疑。那么，智商测试所体现出来的智商到底意味着什么呢？它是不是一种人造的判定标准来取代真实的存在呢？

有一个 8 岁的儿童，曾因老师认为其"智力低下"而被赶出了校门。然而正是这个"智力低下"的小男孩，日后却为全人类点亮了夜空，正是由于他的发明，人们不再恐惧黑夜，那无边无际星星点点的灯火，在驱散夜色的同时，也照亮了人类的未来。这个"低能儿"，就是爱迪生。

11.11　　社会网络与大数据

与许多以松散的聚集体（例如鱼群或兽群）制定社交行为的物种不同，人类组成的群体，包括许多与非亲属组成的长期、紧密、非生殖性的联系。在这样的群体中，生活的认知需求对人脑的进化有重大影响。然而，关于人脑是如何以及在多大程度上编码其所嵌入的社交网络的结构，我们还知之甚少。

Parkinson 等人记录了一个学术群体的社交网络（$N = 275$）。网络中的部分成员（$N = 21$）完成了功能磁共振成像测试，测试涉及浏览网络中其他个体成员，这些成员在几个维度有所不同：与被试的"分离度"（社交距离），与人脉广的个体之间的连接性（特征向量中心性），以及与人脉较弱的个体之间的连接性（经纪业务）。要了解这些社交网络的位置特征，需要跟踪直接关系、第三方之间的关系，以及更广泛的网络拓扑。通过结合网络数据和多体素模式分析，我们发现当遇到熟悉的个体时，大脑能够准确地感知并自主触发社交网络位置信息，会自发地编码其社交距离，也就是该个体在该网络的中心性。

不仅如此，人还通过社会网络来标记个体并预测个体行为。一个人的连接状况，还可以预测他或她的总体智力水平。

这些发现阐明了人脑如何编码其所在的社交世界中的结构，并强调了将对于社交网络的理解整合到社会感知领域中的重要性。

随着互联网、移动网、物联网的快速发展，个体之间能够以社交平台为媒介进行有目的的信息交流，并在此过程中产生关系网络，这种由人与人之间的互动关系而构成的网络结构，称为社会网络。人工智能与智慧社会交互发展及趋势如图 11.2所示。

以人或人的群体为节点构成的集合，这些节点之间具有某种接触或者相互作用模式，如朋友关系、亲属关系、同事关系或科研合作关系等。节点是网络中的个体，指社会网络的参与者，即在一个网络中与他人连接的个人、组织、事件或者其他集体性质的社会实体；关系是节点与节点之间的连接；用户群是一部分节点为了某些共同的目的聚合成的小团体，是关系中的一种聚合体。社会网络有分析平均路径长度、聚集系数、度分布、度相关性、小世界特性、无标度特性、高聚集系数、正同配指数、强社团结构等。

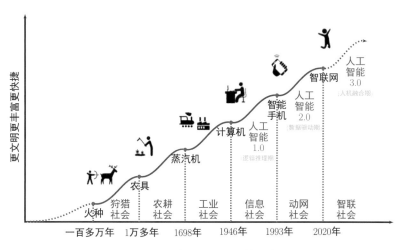

图 11.2　人工智能与智慧社会

世界上任何两个人之间的平均距离为 6（六度分割理论），社会网络中人们可以与之保持社交关系的人数的最大值是 150，奠定了网络群组。群与群之间的连接称为弱关系，弱关系促成了不同群之间的信息流动。

社会网络通过各类互联网平台得以迅速扩展，互联网平台有即时通信、论坛、博客、微博、在线社会网络（视频在线会议）、社交型问答、电商评价、协同工具如社会标签、新闻与评论跟帖、资源分享、在线文件编辑。

人工智能 1.0 研究的是让计算机模拟一个人的智能行为。但现在我们要解决智能城市、智能医疗、智能制造等问题，这不是模拟一个人的智能可以解决的，而是要模拟用网络互联的一群人和一群机器的智能，要研究此类复杂的巨系统的智能化运行的问题。而且，信息环境不一样。以前的人工智能瞄准的是一台计算机的智能模拟，现在我们面对的信息环境是互联网、移动计算、超级计算、穿戴设备、物联网等构成一个复杂信息大系统。如果不充分利用这样的新信息环境，产生的必定是较弱的人工智能。另外，目标任务不一样。人工智能 1.0 的核心问题是让计算机——一种机器如何变得更聪明。但是，经过近年来的快速发展，计算机在某些方面可以比人更有优势，但很多方面它一定不如人。用硅片来模拟脑细胞的工作原理是不可能 100% 完成的。必然是人有人的长处，机器有机器的长处。人工智能 2.0 基于社会网络把各自的长处结合在一起，形成一个更聪明的智能系统。

人工智能走向新一代，已显现五大端倪：基于大数据的深度学习与知识图谱等多重技术相结合而进化、基于网络的群体智能已经萌芽、人机融合增强智能发展迅速、跨媒体智能兴起、自主智能装备涌现。五大方向和 5G、工业互联网、区块链等结合在一起，可能成为实体经济和虚拟经济变革的核心驱动力。它将催生更多的新技术、新产品、新业态、新产业、新区域的生成，使生产生活走向智能化，供需匹配趋于优化，专业分工更加生态化。

以前的世界是二元空间，一元是人类社会，一元是物理空间，而如今世界正在形成一个新的空间——信息空间。信息空间之所以独立于人类，是由于物联网、移动通信等，信息可以绕过人类，直接反映物理空间。我们的世界正从原来的二元空间变成三元空间，人工智能走向 2.0 的本质原因也在于此。

智能化的发展经历以下三个阶段。

第一阶段是技术的智能化。近十年来，算法有着快速的迭代和创新，人工智能的科学家们主要的努力都集中在概念的导入、技术的探索，并没有演变成为一种产业或者经济现象。

第二阶段是经济的智能化。前半段，人工智能的发展主要是围绕通用能力的开发和作为一种资源的人工能力平台化，以及智能搜索和信息流的智能推荐这两个标志性行业应用；在后半段，人工智能可以开始全面产业化，就是行业应用和商业化的全面普及。

第三阶段是社会的智能化。全社会和全球范围内智能协作与制度的创新将是这个阶段的主要特点。每个音符（人）处在各自的位置，才能奏出具有创造力、美妙的乐章。

习　　题

1. 镜像神经元会对认知功能产生哪些影响？
2. 同理心与自闭症有何关联？
3. 解释自闭症的情绪图谱理论。
4. 简要分析利他行为。
5. 结合实际，阐述人的社会化是智力提升的重要力量。

第 12 章　人工与系统

12.1　人工智能

人工智能是研究、开发用于实现、近似、模拟、还原、延伸和扩展人的智能的理论、方法、技术及应用系统的、多学科交叉融合的新学科，企图了解智能的实质，并生产出一种新的能以人类智能相似的方式做出反应的智能机器或智能体，经历了推理期、知识期、学习期三个重要阶段，衍生出人工智能推理方法、人工智能知识系统、人工智能学习理论等重要的核心理论，当前已经发展到人工智能基础理论、原创算法、芯片研发和应用生态等比较完整的体系。

正如中国科学院生物物理研究所陈霖院士所言，发展新一代人工智能的核心基础科学问题是认知和计算的关系问题。认知和计算的关系问题可以进一步细化为四个方面的关系：① 认知的基本单元和计算的基本单元的关系；② 认知神经表达的结构及功能和人工智能计算的体系结构的关系；③ 认知涌现的特有精神活动现象和计算涌现的特有信息处理现象的关系；④ 认知的数学基础和计算的数学基础的关系。

当前，认知是人工智能最薄弱的领域，人工智能有先进的创意，可以进行推理，但并不能很好地控制他们的创造活动。只要有明确的游戏规则，在任何游戏当中，人工智能表现往往比人类要好。

12.2　类脑计算与人工脑

通过模仿人脑的处理机制建立接近（乃至超越）人类智能的机器，一直是人们的一个朴素理念，而在现代计算机发展初期以及人工智能发展过程中，"模仿大脑"的线索一直或隐或现地贯穿其中，起着重要作用。

人工智能与类脑智能

类脑研究是以"人造超级大脑"为目标，借鉴人脑的信息处理方式，模拟大脑神经系统，构建以数值计算为基础的虚拟超级脑；或通过脑机交互，将计算与生命体融合，构建以虚拟脑与生物脑为物质基础的脑机一体化的超级大脑，最终建立新型的计算结构与智能形态。仿脑及融脑主要特征如下。

（1）以信息为主要手段：用信息手段认识脑、模拟脑乃至融合脑。

（2）以人造超级大脑为核心目标：包括以计算仿脑为主的虚拟超级脑，以及虚拟脑与生物脑一体化的超级大脑这两种形态。

（3）以学科交叉汇聚为突破方式：不单是计算机与神经科学交叉，还需要与微电子、材料、心理、物理、数学等学科密切交叉汇聚，才有更大机会取得突破。

类脑智能首先要探索和理解人脑计算模式，然后应用于人工智能领域，设计和实现类脑计算系统，设计类脑信息处理系统的体系结构及硬件方案，研发类脑算法和软件，研制高效率、低能耗的信息处理系统，突破现有计算系统和信息技术面临的瓶颈，最终将人类智能真正赋予机器，从而达到脑机智能优势互补、拓展人类智能的目的。目前，类脑智能主要集中在类脑模型、类脑芯片和类脑神经网络算法等领域，并在智能机器人、自动驾驶、大数据处理、精准医疗、智能制造、航空航天、深海探测等领域开展了初步应用。

类脑研究要全面实现"懂脑、仿脑、连脑"，脑认知基础、类脑模拟、脑机互联三个方面缺一不可。因此，将类脑研究主要内容归纳为三个方面：信息手段认识脑、计算方式模拟脑、脑机融合增强脑，如图 12.1所示。其中，信息手段认识脑具体包括：基本神经环路的结构与功能解析、大脑感知与认知功能的信息处理机制、全脑神经连接图谱绘制以及新型的脑神经活动观测技术及设备等。计算方式模拟脑具体包括：新型的类脑器件、类脑芯片研制、类脑计算体系结构、类脑计算机及系统、神经形态模拟与学习理论、多尺度大脑认知功能模拟等。脑机融合增强脑具体包括：脑信息获取与脑智调控技术、新型脑机交互及编解码方法、感知觉增强的脑机融合、记忆与学习等认知增强的脑机融合等。

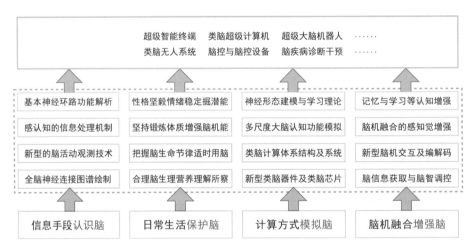

图 12.1　脑与认知路线图

目前国内外类脑研究尚处于初级阶段，从认知原理、硬件实现、智能算法，到生物脑与机器脑之间的双脑融合等，都存在技术、伦理等方面的多重挑战。

挑战一：大脑活动的新型观测与调控技术。

大脑观测与调控是深入了解脑信息的输入、传递、输出机制的重要技术手段，也是认识脑、模拟脑、增强脑的核心技术支撑。虽然核磁共振技术、聚焦超声神经调控技术、经颅直流电刺激、电极阵列采集与刺激装置、光学/光遗传学成像技术等各种在体的脑神经信息获取与调控手段日趋丰富、发展迅猛，但当前研究依然存在大脑观测模态与调控手段单一、观测信息局部、对脑功能认知缺乏、脑调控与观测无法同步等问题。建立兼具全脑认知与局部反应的信息获取的新型大脑观测手段和同步调控技术，仍面临重要挑战。

挑战二：大脑信息处理的数学原理与计算模型。

虽然神经科学家们对单神经元模型、部分神经环路信息传递原理、初级感知功能机制等已有较清楚的理解，但大脑全局信息加工过程，尤其是对高级认知功能的认识还非常粗浅。大脑信息处理的数学原理与计算模型仍不清楚。通常把复杂的认知过程分解成多个计算组件的组合，要建立能够执行认知任务且能解释大脑信息加工过程的计算模型，必须弄明白大脑信息处理的数学原理与计算模式。

挑战三：类脑计算过程的硬件模拟。

基于硬件的类脑计算过程模拟，在类脑器件、芯片和体系结构方面仍面临重要挑战。一方面，传统芯片工艺在片上存储密度和功耗等问题上遇到瓶颈，而新型纳米器件尚存在工艺稳定性差、规模化难等突出问题，类脑器件和材料需寻求新的技术突破；另一方面，类脑系统需数以百亿的神经元协同工作，而现有类脑芯片在有限硬件资源、有限能耗约束下，难以实现大规模神经元互连集成和神经元脉冲信息高效实时传输。如何突破现有的计算系统架构，建立类脑的新型体系结构和计算方式，仍需重点探索。

挑战四：类脑的学习机制与算法。

学习能力是智能的核心内容，脑启发将是类脑学习研究的重要源泉。然而人们对于生物脑的运作机理认识不够充分，编码和学习方面给予的启发还非常有限，脉冲神经网络研究还处于非常不成熟阶段，脑启发的小样本、非监督学习、强容错性等学习能力均未充分发掘，而对于记忆、推理、在线学习等高级认知能力的实现，研究的道路则更加漫长。

挑战五：感认知增强的脑机融合。

脑机融合是基于脑机接口技术，实现生物脑与机器脑的双向交互、相互适应及协同工作，最终达到生物智能和机器智能的相互融合增强，进而形成更强大的智能形态。但大脑的复杂性以及脑机间极大的差异性，带来脑信号获取鲁棒性差、脑机交互效率低、脑智干预手段缺少、脑区干预靶点要求高、融合系统构建难度大等难题。鉴于机器智能与人类智能的互补性，如何实现生物智能和机器智能的互连互通，融合各自所长，创造出性能更强的智能形态是类脑研究的主要挑战之一。

12.3　仿真机器人

在横向上，机器人的应用面越来越宽。由 95% 的工业应用扩展到更多领域的非工业应用。如做手术、采摘水果、剪枝、巷道掘进、侦查、排雷、血管疏通，还有空间机器人、潜海机器人。机器人应用无限制，只要能想到的，就可以去创造实现；在纵向上，机器人的种类会越来越多。像进入人体的微型机器人，已成为一个新方向，可以小到像一个米粒般大小；机器人智能化得到加强，机器人会更加聪明。

机器人工业产值持续高速增长，其中三分之一的需求来自提高并延长人类寿命，三分之一来自工业自动化和商业服务任务，在工业和服务领域使用先进机器人承担的工作量也快速增长。节约时间的家用服务机器人创造效益体量也相当可观。

机器人并不是只需要人工智能技术，还需要传感器等更多的支撑，是一个更大的系统。

意识化机器人已是机器人的高级形态，不过意识又可划分为简单意识和复杂意识。

人类具有非常完美的复杂意识，而现代所谓的意识机器人，最多只是具有简单化意识。未来意识化智能机器人很可能的几大发展趋势如下。

1. 语言交流功能越来越完美

智能机器人，既然已经被赋予"人"的特殊称谓，那当然需要有比较完美的语言功能，这样就能与人类进行一定的甚至完美的语言交流，所以机器人语言功能的完善是一个非常重要的环节。主要是依赖其内部存储器内预先存储大量的语音语句和文字词汇语句，其语言的能力取决于数据库内存储语句量的大小，以及存储的语言范围。

未来智能机器人的语言交流功能会越来越完美化，这是一个必然趋势，在人类的完美设计程序下，它们能轻松地掌握多个国家的语言，远高于人类的学习能力。

另外，机器人还能进行自我的语言词汇重组，就是当人类与之交流时，若遇到语言包程序中没有的语句或词汇时，可以自动地用相关的或相近意思的词组，按句子的结构重组成一个新句子来回答，这也相当于类似人类的学习能力和逻辑能力，是一种意识化的表现。

2. 各种动作的完美化

机器人的动作是相对于模仿人类动作，我们知道人类能做的动作是极具多样化的，如招手、握手、走、跑、跳等，都是人类的惯用动作。不过现代智能机器人虽也能模仿人的部分动作，不过相对是有点儿僵化的感觉，或者动作是比较缓慢的。

未来机器人将以更灵活的类似人类的关节和仿真人造肌肉，使其动作更像人类，模仿人的所有动作，甚至做得更有形。未来机器人还有可能做出一些普通人很难做出的动作，如平地翻跟斗、倒立等。

3. 外形越来越酷似人类

科学家研制越来越高级的智能机器人，主要以人类自身形体为参照对象。有一个很仿真的人形外表是首要前提，在这一方面，日本相对领先，国内也是非常优秀的。

对于未来机器人，仿真程度很有可能达到即使近在咫尺细看它的外在，也只会把它当成人类，很难分辨是机器人，这种状况就如美国科幻大片《终结者》中的机器人物造

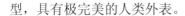

型，具有极完美的人类外表。

4. 复原功能越来越强大

凡是人类都会有生老病死，而机器人，虽无此生物的常规死亡现象，但也有一系列的故障发生时刻，如内部原件故障、线路故障、机械故障、干扰性故障等。这些故障也相当于人类的病理现象。

未来智能机器人将具备越来越强大的自行复原功能，对于自身内部零件等运行情况，机器人会随时自行检索一切状况，并做到及时排除。它的检索功能就像人类感觉身体哪里不舒服一样，是智能意识的表现。

5. 体内能量存储越来越大

智能机器人的一切活动都需要体内持续的能量支持，这与人类需要吃饭是同一道理。机器人动力源多数使用电能，供应电能就需要大容量的蓄电池，对于机器人的电能消耗应该较大。

现代蓄电池的蓄电量都是较有限的，可能满足不了机器人的长久动力需求，而且蓄电池容量越大充电时间也往往越长。

针对能量存储供应问题，未来应该会有多种解决方式，最理想的能源应该是可控核聚变能，微不足道的质量就能持续释放非常巨大的能量，机器人若以聚变能为动力，永久性运行将得以实现。

不过这种技术对人类有些困难，现在热核聚变装置的稳定运行都还有许多难点要攻克，冷聚变能否实现还是一个谜，所以核聚变动力实现是遥遥无期的。

另外，未来还很可能制造出一种超级能量储存器，也是充电的，但有别于蓄电池在多次充电放电后，蓄电能力会逐步下降的缺点，能量储存器基本可永久保持储能效率，且充电快速而高效，单位体积存储能量相当于传统大容量蓄电池的百倍以上，也许这将成为智能机器人的理想动力供应源。

6. 逻辑分析能力越来越强

人类的大部分行为能力需要借助于逻辑分析，例如，思考问题需要非常明确的逻辑推理分析能力，而相对平常化的走路、说话之类看似不需要多想的事，其实也是种简单逻辑，因为走路需要的是平衡性，大脑在根据路况不断地分析判断该怎么走才不至于摔倒，而机器人走路则是要通过复杂的计算来进行的。

智能机器人为了完美模仿人类，科学家会不断地赋予它许多逻辑分析程序功能，这也相当于智能的表现。如自行重组相应词汇成新的句子是逻辑能力的完美表现形式，还有若自身能量不足，可以自行充电，而不需要主人帮助，这是一种意识表现。

总之，逻辑分析有助于机器人自身完成许多工作，在不需要人类帮助的同时，还可以尽量地帮助人类完成一些任务，甚至是比较复杂的任务。

7. 具备越来越多样化的功能

人类制造机器人的目的是为人类所服务的，所以就会尽可能地把它变成多功能化，比如在家庭中，可以成为机器人保姆，会扫地、吸尘，还可以做聊天的朋友，看护小孩。到外面时，机器人可以帮助搬一些重物，或提一些东西，甚至还能当私人保镖。

另外，未来高级智能机器人还会具备多样化的变形功能，比如从人形状态变成一辆豪华的汽车也是有可能的，这似乎是真正意义上的变形金刚了，它载着你驶往你想去的任何地方，这种比较理想的设想，在未来都是有可能实现的。

未来机器人的用途会更加广泛，机器人的概念本身也在扩展，包括现在很多汽车里面的智能软件，它能帮助自动导航，实际上也是机器人的功能之一。

最后，是人比机器人聪明还是机器人比人聪明？人发明了机器人，机器人也在不断学习，能够增加自己的知识，我们一天要睡 8 个小时、工作 12 个小时、玩 4 个小时，而机器人一天 24 个小时，只要有电源就会不断学习，它积累知识的过程可能比人类更快。这或将是我们日后发展人工智能必须要考虑的一点。

12.4 脑 机 系 统

脑机系统

脑机接口（BCI），也称作脑机融合技术，就是通过芯片和传感器，用大脑控制各种设备，也可以向大脑反馈触觉信息，再来指导输出，形成一个闭环。对患者或者常人难以企及的应用场景有着重要意义。

随着移动通信的发展，在业务形式、服务对象、网络架构和承载资源四方面发生技术变革，能力不断提高。尤其随着人工智能、大数据、新型材料、脑机交互和情感认知等学科的发展，真实世界将向虚拟世界延拓，信息交互的对象将拓展至人—机—物—灵。这里的"灵"不再囿于传统控制闭环，而是具备智能意识，将对感觉、直觉、情感、意念、理性、感性、探索、学习、合作等活动进行表征、扩展、混合甚至编译，为人的认知发展形成互助互学的意象表达与交互环境，促进人工智慧与人类智慧的和谐共生，将在"通信、计算、控制和意识的泛在化"理念下，实现万物互联、信物融合，信息与物理空间信息交互更为自然，使用人机交互方便流畅。当今，已经发展成一个横跨脑认知、脑疾病和混合智能领域的新学科——脑器交互学。

这里简单介绍一下一个学生的参赛作品：基于非侵入式脑机接口的意念无人机，主要是根据大脑中的脑电活动，获取脑电信号并将其转换为指令从而控制飞行的无人机执行科幻式任务，其系统组成如图 12.2所示。

使用开源微型四轴飞行器、STM32 开发板，通过二次开发实现意识驱动。由于脑电波信号的传输需要通过蓝牙模块，且飞行器与人相距较远，可能会出现信号不稳定的情况，所以选择让无人机手柄接收蓝牙数据，利用手柄上的 NRF24L01+ 发送模块和

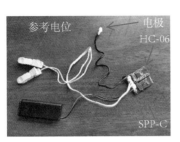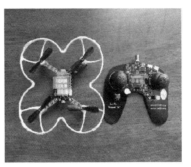

意念控制
无人机

(a) TGAM（ThinkGear Asic Module）　　　　(b) 无人机和手柄

图 12.2　意识驱动无人机系统组成

无人机上的 NRF51822+ 无线接收模块进行间接数据传输，从而扩大信号传输距离，如图 12.3 所示。

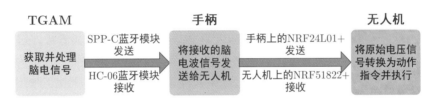

图 12.3　意识驱动无人机系统模块

（1）TGAM 模块：TGAM 通过电极片从人的大脑中检测微弱的脑电信号，并同时过滤周围的噪声及其他电子干扰，后将其转换为数字信号。

（2）蓝牙模块：由 TGAM 上自带的 SPP-C 蓝牙模块和无人机手柄外接的 HC-06 蓝牙模块组成，SPP-C 蓝牙模块用于发送 TGAM 处理好的脑电信号，HC-06 蓝牙模块用于接收脑电信号并传递给无人机手柄。

（3）无人机手柄：通过 HC-06 蓝牙模块和无人机的手柄相连，使用串口接到脑电信号。无人机手柄作为扩大信号传输距离的工具，经过手柄上的 NRF24L01+ 的无线通信电路，再次将脑电信号传输到无人机上的 NRF51822+。

（4）无人机：无人机接收到手柄传过来的脑电信号之后，通过无人机上的 STM32F103 对原始脑电信号进行数据处理，利用处理完的数据对无人机进行控制，从而使无人机根据意识驱动执行飞行任务。

佩戴时，TGAM 芯片必须将干电极贴近在大脑前额处，两个参考电极放置在左耳乳突出和右耳乳突出，才能构成电势差，并通过计算参考电势来消除一定的干扰。在不连接参考电极时进行脑电采集，电压信号会剧烈变化，以致芯片无法处理信号。

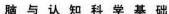

12.5　自主无人系统

近年来，自主无人系统在战场、空间、深海等危险和遥远领域的成功应用，激发了人们的研发热情。自主无人系统包括深空探测器、航天器、无人机、无人车、无人艇、无人船、无人潜航器、无人值守弹药、无人传感器等。自主无人系统在现代作战和国家安全领域中不仅能够执行情报侦察、战场监视、目标指示任务，而且还在电子干扰、防空压制、空中对抗、对地攻击等方面大显身手，成为重要的战斗力量并最终有望部分代替有人系统，作为未来作战和攻防的主力。当前各国均很重视无人系统的开发、研制、实验、批产与装备，赋予其更多的使命，并将其列为面向未来的重要装备。

由于自主无人系统工作的环境多是危险或遥远的环境，这些环境具有操作或控制人员不可达、不能去或不愿去的特点，提高无人系统的自主性，使之具有自主感知、自主规划和自主行为能力是无人系统发展的重要趋势。很多机构都致力于研究各种评价方法和标准，包括无人系统政策制定者和决策者、无人系统研制者和无人系统用户，几乎涉及一个产品全寿命周期的所有部门和单位。

自主意识建模使无人自主系统拥有感知、观察、分析、交流、计划、制定决策和行动的能力，并且完成人类通过人机交互所布置的任务。自主意识可以根据任务的复杂性、环境的困难性和为了完成任务进行的人机交互程度等因素来区分其等级，进而表示出无人系统自我管理的状态和质量。自主系统要在极其不确定的条件下，在更为广泛的实施条件、环境因素和更为多样的任务或行动中，能够完全排除外界干扰，使用适当感知器和智能软件，即使在没有通信或通信不畅的情况下仍能弥补系统故障所带来的问题，并确保系统长时间良好运行，提供更高层次自主演化、自主行为能力，独立完成任务目标。

12.6　复杂性与奥卡姆剃刀

从史前水母开始，神经元几乎没有发生过变化，它们"速度慢、漏信息、不可靠，时常丢三落四"，神经元连接处信号耗散率达 70%，为了保证足够多信号得以通过，大脑必须保持庞大的内部连接系统，1000 亿个神经元组织大约 500 万亿个突触。这样的连接规模相当庞大，而且复杂多样，如何层次性、动态性、自调控、自组织、自演化、自学习、具有涌现性地产生意识、智力、智慧，具有相当的复杂性。

突触的连接形式是复杂多样的，整个大脑是通过这种连接而组成的一个巨大的自调控、自组织、自学习的神经网络系统。

尽管没有确切定义什么是大脑复杂性，但是这是物理系统如何发展的指标。通过简化问题，更改系统的节点、神经元或变量，更改其耦合功能或连接性，或引入某种噪声，使信号难以预测，从而改变了系统的复杂性。

在简单的算术任务中降低复杂度。为什么在这种情况下复杂度会降低？一种可能的

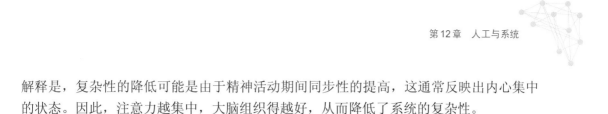

解释是，复杂性的降低可能是由于精神活动期间同步性的提高，这通常反映出内心集中的状态。因此，注意力越集中，大脑组织得越好，从而降低了系统的复杂性。

精神分裂症和抑郁症在任务期间和自发活动期间的复杂性与健康对照组相比增加，似乎执行相同的任务，精神分裂症和抑郁症患者与健康对照组相比需要更多的神经元。精神分裂症患者比抑郁症患者具有更高的复杂性，而抑郁症患者则更接近健康对照者。与健康对照者和抑郁症患者相比，精神分裂症患者的信息处理可能需要更多的神经元参与或它们之间的更多连接。但是，复杂性增加是否总是意味着赤字？答案是否定的。

健康受试者的复杂性会随着年龄的增长而增加，直到 60 岁，之后复杂性会降低，女性的复杂性也会比男性高。

复杂性的增加可以解释为神经元参与的增加以及由于感觉信息的增加，而产生的更高的连接。因此，有一种观点认为，既然环境被认为是更强、更多样化的，就需要有更多的神经元机制来感知它。

大脑的复杂性提供了有关意识的线索。意识是难以捉摸的，但它就是那个当人们进入深度睡眠时会消失而当人们醒来时会重新出现的东西。在有意识的大脑中，每个不同的神经元群都在起着其自身的特定的计算作用，但它们也仍然能够与其他的神经元群进行沟通。它们会互动并计算。当大脑失去这种复杂性时，神经元或者会变得更为均一（从而导致信息的丧失），或者它们的沟通能力受到损害（从而导致整合能力的丧失）。例如，如果你睡着了并听到狗叫声，你的脑子会以听觉皮层的活动作为回应。

对于复杂的大脑，研究建模、理解等各类需求，有奥卡姆剃刀定律（Occam's Razor），又称"奥康的剃刀"，它是由 14 世纪英格兰的逻辑学家、圣方济各会修士奥卡姆（William Occam）于 1285—1349 年提出。这个原理称为"如无必要，勿增实体"，即"简单有效原理"。简单的模型泛化能力更好。如果有两个性能相近的模型，应该选择更简单的模型。正如他所说"切勿浪费较多东西去做，用较少的东西同样可以做好的事情，避重趋轻、避繁逐简、以简御繁、避虚就实。

12.7　安全和伦理

12.7.1　可信与安全

一个产品或者系统，我们想用的时候能用（召之即来）的可能性叫可用性；在能用的前提下，执行任务有一个过程，能完成这个过程（来之能战）的可能性叫可信性；最终能满足定量特性要求的能力（战之必胜）叫性能。

可信性是一个非定量的集合技术语，它用来表示可用性及其可靠性、维修性、保障性、安全性等影响因素。其中，可靠性是指在规定的使用寿命周期内，产品或系统成功完成功能的能力；维修性是指产品或系统在规定条件下和规定时间内，按规定的程序和方法进行维修时，保持或恢复到规定状态的能力，包括维护（保养）和修理；保障性是指产品或系统的设计特性和计划的保障资源能满足使用要求的能力；安全性是指产品或者系统出现伤害或者损坏的风险限制在可接受的范围内，也即产品或系统不发生恶性事故的能力。

为了保证产品或系统满足规定的可信性要求而制定的一套文件称为可信性保障大纲，简称可信性大纲。该文件使人们确信产品满足可信性要求所必须进行的、有计划的、有组织的、有系统性的全部活动，也就是可信性保障，包括可信性管理、可信性工程、可信性核计。其中，可信性管理是为确定和满足产品或系统可信性要求而进行的一系列组织、计划、协调、监督等工作；可信性工程是为了达到产品或系统可信性要求而进行的有关设计、实验和生产等一系列工作；可信性核计是为确定和分配产品的定量可信性要求而进行的预计和评估产品或系统可信性量值的一系列核计工作。

诸如 Neuralink 这样的脑机接口机构和组织正在研发"全脑接口"，即一连串与大脑相连的微型电极，可让大脑与世界进行无线交流，使用者可与云端、计算机，以及其他安装了类似接口的使用者大脑无线对接，将感觉它就是自己大脑皮层、边缘和中枢神经系统的一部分，信息可在大脑与外界之间自由流动。

这也面临着很多非技术问题，远比技术障碍严重得多。首先，脑机接口与心脏起搏器这样的移植物不同，它是一种出于非医疗目的、在健康人群身上开展的选择性手术。这使我们面临法律和道德的双重考验。似乎有一个人做成过这件事：中美洲的一名科学家曾将自己当作研究对象，进行了一次疯狂的公开表演。但自此之后，他终生都受到严重并发症的折磨。其次，由于脑机接口本质上是一种交流通信系统，目前尚缺乏相关监管措施。

生物学数据的个人指向性更为明确，而且对个人而言，也显然比一般的个人信息更为重要。

此外还有安全问题。我们正生活在一个"智能时代"，而"智能"便意味着"可乘之机"。无论是冰箱、电视、汽车甚至胰岛素注射泵，一旦将一件物品与另一件物品相连，就增加了它们受到侵害的可能性。若在大脑中安了这样一扇"门"，便会引发严重的安全问题。当大脑与他人相连时，黑客入侵简直轻而易举。

这是否预示着"认知法"的出台呢？该法律是否能保护你的大脑呢？问题的答案涉及法律、哲学、科技和社会学等众多领域，而这一问题本身还未引起人们足够的重视。

在机器人设计领域，有众所周知的"机器人三定律"，这些规则都是为了保障人与机器的相处中不受到机器人的危害。开发可信的人工智能系统的有关伦理学讨论也被提上日程，"可信人工智能"系统的七条规则为：① AI 受到人的监督：人工智能系统应支持人的基本权利，而不是减少、限制或误导人类自治；② 稳健性和安全性：可信的人工智能要求算法具有足够的安全性、可靠性和稳健性来处理人工智能系统所有生命周期阶段的错误或不一致；③ 隐私和数据管理：公民应完全控制自己的数据，而与之相关的数据不会被用来伤害或歧视他们；④ 透明度：应确保人工智能系统的可追溯性；⑤ 多样性、非歧视性和公平性：人工智能系统应考虑在全人类利益的立场上考虑问题；⑥ 社会和环境福祉：应使用人工智能系统来促进积极的社会变化和加强可持续性和生态责任；⑦ 责任：对于人工智能得到的结论，应该建立追责机制。

　　数据驱动的人工智能，导致安全隐患的原因在于"内忧"和"外患"。内忧包括样本均衡、数据偏移、用户隐私等，如产品的品质问题。如果产品品质不高，就很容易产生安全隐患。外患则包括对抗攻击、信息安全、场景受限等。人工智能的安全类型多种多样，主要包含以下三大方面。

　　（1）技术安全，涵盖数据安全、网络安全、算法安全、隐私安全。具体而言，在数据安全方面，数据安全始终处在解决的道路上，尤其体现在金融科技方面。数据尤其宝贵，技术人员利用区块链技术，使得数据的安全性较高，但是并没有充分计算去中心的管理信息的代价，银行数据的安全性是否能够利用区块链完全解决仍值得商榷，也有诸多分析证明区块链是可以被攻破的。在网络安全方面，网信办最重要的职能是保障网络信息安全，在保障互联网安全方面我国已经积累了大量的经验，同时在国家层面也有专门的队伍进行保障，但是对于工业互联网安全的关心相对较少。以电网为例，美国国家电网曾经被攻破过，部分小国也出现过被攻击的事件，一旦人工智能和工业相结合，那么工业互联网安全性的保障尤为值得关注。在算法安全方面，算法的工作原理需要充分解析，如果算法正确，其结果便能够令人满意，而算法错误则会导致安全问题。在隐私安全方面，隐私安全的范围十分广泛，虽然从伦理道德的角度有诸多分析，但是并没有有效的办法解决隐私安全问题。

　　（2）应用安全，涵盖智能安防、舆情监测、金融风控、网络防护。比如在智能安防方面，国内摄像头的安全性令人担忧，很容易被攻破并进行数据造假。

　　（3）法律与伦理，涵盖法律法规、标准规范、社会伦理三个方面。目前在行业规范方面已经有深入研究，还需要制定相关标准和法律。

　　可信智能计算涉及体系架构、硬件芯片、软件算法、应用场景、道德伦理等多个维度，研究可信智能技术与规范，有利于为提高智能计算系统开发效率、改善软硬件设计质量、增强智能计算系统可信等方面提供思路。

12.7.2　道德与伦理

　　不久之后，拥有自主能力的机器人就会在我们的生活中扮演重要角色，但是在此之前，它们要先学会遵守规范才行。可自主做出决定的机器人，例如，用于协助老人生活的机器人，即使在看似平常的状况下，也可能面临伦理困境。确保机器人能以合乎伦理的行为与人类互动的方法之一，是将一般伦理原则输入机器人，并让机器人在各种状况下运用这些原则做出决定。人工智能技术可借助逻辑，由各种伦理上可接受的行为案例中，自行归纳、产生原则。机器人的三个原则：① 不得伤害人类，或者坐视人类受到伤害而袖手旁观；② 除非违背第一原则，必须服从人类命令；③ 在不违背第一及第二原则的情况下，必须保护自己。

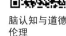

脑认知与道德伦理

　　脑功能成像能否作为一种测谎技术一直存在争议，测试"诚实"的功能性磁共振成像实验发现，和诚实的对照组相比，说谎者大脑中与认知控制相关的脑区比较活跃，然而就算说谎者诚实回答了某些问题，这些脑区同样活跃。因此，脑区活动无法显示某人是否在说谎，只能证明此人在犹豫是否要说谎时，会使用认知控制的脑区。

大脑有疾病或缺陷的罪犯是否可以因此脱罪，一直是一个富有争议的社会伦理课题，如罪犯的脑成像的结果能否作为呈堂证供以减轻或免除刑罚。在美国，脑成像数据作为呈堂证供需要一个严格的流程。首先由辩方提出，辩方律师聘请专家对当事人或证人进行神经科学检测，并提出意见。如果专家意见对当事人没有帮助，辩方律师就不会在法庭上提出。二是由法官决定。在审前听证会上，法官判断辩方提出的脑部扫描是否符合法定证据资格，以及其证明力是否大于对判决所能造成的偏见。第三，在审判程序中，如果案子进入审判程序（这种情况很罕见），律师可以在法官同意下提出脑部扫描影像，供陪审团作为判决时的参考。

例如，1982 年美国总统里根遇刺案，法庭请精神病专家诊断，结果通过脑成像 MRI 技术确定凶手约翰·欣克利的脑室比普通人大，这预示着他可能患有某种类型的精神病，他最终被判定无罪，但因具有暴力伤害危险性被送进精神病医院治疗。2005 年 12 月，联邦法官判定他不再有暴力危害性，开始可以定期回家"看望"。但他似乎没有痊愈，据《华盛顿邮报》2010 年报道，欣克利仍然患有自恋病态人格症。当前，认知神经科学研究正越来越多地发现大脑异常和暴力行为之间存在一些联系，而这些联系似乎可以为法庭提供与刑事责任相关的证据。

此外，在"零风险容忍"的政策时代，为了维护公共安全，一些人的脑神经异常证据，或暴力的生物学标志，可能会被作为预防性拘押的依据。然而，法庭和社会希望回答的问题与当前神经科学能够回答的问题之间并不匹配，这无疑对社会正确行使司法和保障公民安全自由构成了挑战和威胁。

人工智能的发展产生了一系列需要解决的风险，包括：① 道德风险，自主武器在无人类参与的情况下识别和摧毁错误目标，政府收集和分析个人数据引发的人权和隐私问题等；② 操作风险，即人工智能系统是否会根据操作人员的意图发挥作用；③ 战略风险，人工智能将增加战争的可能性、导致冲突升级或被恶意行为体使用；④ 安全风险，人工智能模型本身的可用性、安全性存在很大风险。

当人工智能被赋予拟人化的角色以及处理问题的目标时，人工智能即被赋予了行动的自主权。人工智能在处理实际问题时可以在无人监督或操控的情况下自行判断，以自主的方式来执行和解决问题。

如何让人工智能具备这样的判断能力，这取决于人类如何对其进行教导。

伦理道德高度依赖于社会、文化和环境的因素，因此在不同国家、文化下其伦理基础和内容都会有所差异。

在我们不断变化的社会中开发出成功的人工智能产品需要在设计过程中及时反映出社会新的需求和价值观，人类不可能预测到每一个情景，这强调了加快机器人伦理讨论的需求。

2019 年 4 月，《人工智能伦理风险分析报告》发布，报告提出了两项人工智能伦理准则，其一是人类根本利益原则，其二是责任原则。2019 年 6 月 19 日，《新一代人工智能治理原则——发展负责任的人工智能》发布，提出了人工智能治理的框架和行动指南，这包括八项原则：和谐友好，公平公正，包容共享，尊重隐私，安全可控，共担责任，开放协作，敏捷治理。

对于伦理准则的设立仍需由人类先达成一套一致的国际性原则。依据该原则，不同国家和地区可以根据当地的社会、文化在其基础之上进行进一步扩展和补充。在立法层面应避免制定过于细致、严格的规定，可采取制定原则框架、行为指引以及事后监管的方式进行管治。另一方面，在责任承担问题上也要建立对于产品所导致的损害的追责机制和赔偿体系，明确开发者、交互使用者及相关方相应的责任。

我们在创新创业的过程中要心存敬畏，科技向善！

习　题

1. 当前脑机界面的类型及应用有哪些？有什么局限性？
2. 大脑受损的病人犯罪是否应该承担刑事责任？
3. 对比人脑智能和人工智能优势和劣势并分析将来人工智能能否全面超越人脑智能。
4. 举例说明可信人工智能的重要性。

参 考 文 献

[1] Gazzaniga M S, Richard B I, Mangun G R. Cognitive Neuroscience: The Biology of the Mind[M]. 4th ed. New York: Norton, 2013.

[2] Bear M F, Connors B W, Paradiso M A. Neuroscience: Exploring the Brain[M]. 3rd ed. Baltimore: Lippincott Williams & Wilkins, 2007.

[3] Squire L, Berg D, Bloom F, et al. Fundamentals of Neuroscience[M]. 3rd ed. New York: Academic Press, 2008.

[4] Zong W, Wu R, Li M, et al. Fast high-resolution miniature two-photon microscopy for brain imaging in freely behaving mice[J]. Nature Methods, 2017(14): 713–719.

[5] Friston K, Ashburner J, Kiebel S, et al. Statistical Parametric Mapping[M]. Netherlands: Elsevier, 2007.

[6] Li L, Mi Y, Zhang W, et al. Dynamic information encoding with dynamic synapses in neural adaptation[J/OL]. Frontiers in Computational Neuroscience, 2018 [2019-10-10]. https://doi.org/10.3389/fncom.2018.00016.

[7] Bachatene L, Bharmauria V, Molotchnikoff S. Adaptation and Neuronal Network in Visual Cortex[C/OL]. Chapter 15 in Visual Cortex-Current Status and Perspectives, 2012 [2021-10-19]. http://dx.doi.org/10.5772/46011.

[8] Jain S. NanoNets: How to use deep learning when you have limited data[EB/OL]. [2021-10-19]. https://nanonets.com/.

[9] Cranmer M, Sanchez-Gonzalez A, Battaglia P, et al. Discovering symbolic models from deep learning with inductive biases[EB/OL]. [2021-10-19]. http://arxiv.org/abs/2006.11287v2.

[10] Zarkeshian P, Kumar S, Tuszynski J, et al. Are there optical communication channels in the brain? [J]. Frontiers in Bioscience, 2018, 23(8): 1407–1421.

[11] Schwartz E R, Jessell J H, Siegelbaum T M, et al. Principles of Neural Science[M]. 5th ed. New York: McGraw-Hill, 2013.

[12] Hochstein S，Ahissar M. View from the top：Hierarchies and reverse hierarchies in the visual system[J]. Neuron，2002，36(5)：791–804.

[13] Pepperell R. Connecting art and the brain：An artist's perspective on visual indeterminacy[J]. Frontiers in Human Neuroscience, 2011, 5(84): 1–12.

[14] Chariker L, Shapley R, Young L S. Rhythm and synchrony in a cortical network model[J]. Journal of Neuroscience, 2018, 38(40): 8621–8634.

[15] Redmon J, Farhadi A. Yolov3: An incremental improvement[EB/OL]. [2021-10-10]. http://arxiv.org/abs/1804.02767.

[16] Wojke N, Bewley A, Paulus D. Simple online and realtime tracking with a deep association metric[EB/OL]. [2019-06-11]. http://arxiv.org/abs/1703.07402.

[17] Zhou T, Brown M, Snavely N, et al. Unsupervised learning of depth and ego-motion from video[C]. Proceedings of the IEEE Conference on Computer Vision and Pattern Recognition, 2017, 1851–1858.

[18] Dehaene S, Changeux J P, Naccache L, et al. Conscious, preconscious, and subliminal processing: A testable taxonomy[J]. Trends in Cognitive Sciences, 2006, 10(5): 204–211.

[19] Hospedales T, Antoniou A, Micaelli P, et al. Meta-Learning in Neural Networks: A Survey[EB/OL]. [2020-07-18]. https://arxiv.org/abs/2004.05439.

[20] Makin J, Moses D A, Chang E F. Machine translation of cortical activity to text with an encoder-decoder framework[J]. Nature Neuroscience, 2020(23): 575–582.

[21] 刘铁岩. 对偶学习: 推动人工智能的新浪潮 [J]. 中国人工智能学会通讯, 2017, 7(1): 43–50.

[22] Kulkarni T D, Narasimhan K R, Saeedi A. Hierarchical deep reinforcement learning: Integrating temporal abstraction and intrinsic motivation[C]//Proceedings of 30th Conference on Neural Information Processing Systems. Spain: Barcelona, 2016.

[23] Teufel C, Fletcher P C. Forms of prediction in the nervous system[J]. Nature Review Neuroscience, 2020(21): 231–242.

[24] Praag H, Kempermann G, Gage F H. Neural consequences of enviromental enrichment[J]. Nature Reviews Neuroence, 2000(1): 191–198.

[25] Crossley N A, Mechelli A, Vertes P E, et al. Cognitive relevance of the community structure of the human brain functional coactivation network[J]. Proceedings of the National Academy of Sciences of the United States of America, 2013, 110(28): 11583–11588.

[26] Stringer C, Pachitariu M, Steinmetz N, et al. High-dimensional geometry of population responses in visual cortex[J]. Nature, 2019(571): 361–365.

[27] Haier R J, Jung R E, Yeo R A, et al. The neuroanatomy of general intelligence: Sex matters[J]. Neuroimage, 2005, 25(1): 320–327.

[28] Cahill L. His brain, her brain[J]. Scientific American, 2005(5): 40–47.

[29] Ramachandran V S, Oberman L M. Broken mirrors: A theory of autism[J]. Scientific American, 2006, 295(5): 62–69.

[30] Yu T, Finn C, Xie A, et al. One-shot imitation from observing humans via domain-adaptive meta-learning[EB/OL]. [2021-07-18]. https://arxiv.org/abs/1802.01557.

[31] Parkinson C, Kleinbaum A M, Wheatley T. Spontaneous neural encoding of social network position[J/OL]. Nature Human Behaviour, 2017, 1(5): 72[2018-06-22]. https://doi.org/10.1038/s41562-017-0072.